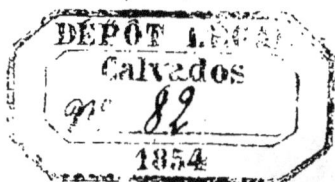

RÉSUMÉ

DE

QUELQUES LEÇONS

Faites à la Faculté des Sciences de Caen

SUR LES

SUBSTANCES ALIMENTAIRES,

Par Isidore PIERRE,

Membre correspondant de l'Institut, Professeur de Chimie générale et de Chimie appliquée à l'Agriculture, etc.

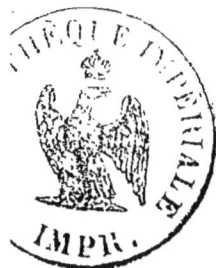

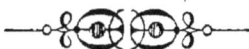

———⟡⟡⟡———

CAEN,
Imprimerie de BUHOUR,
RUE FROIDE, 9.
——
1854.

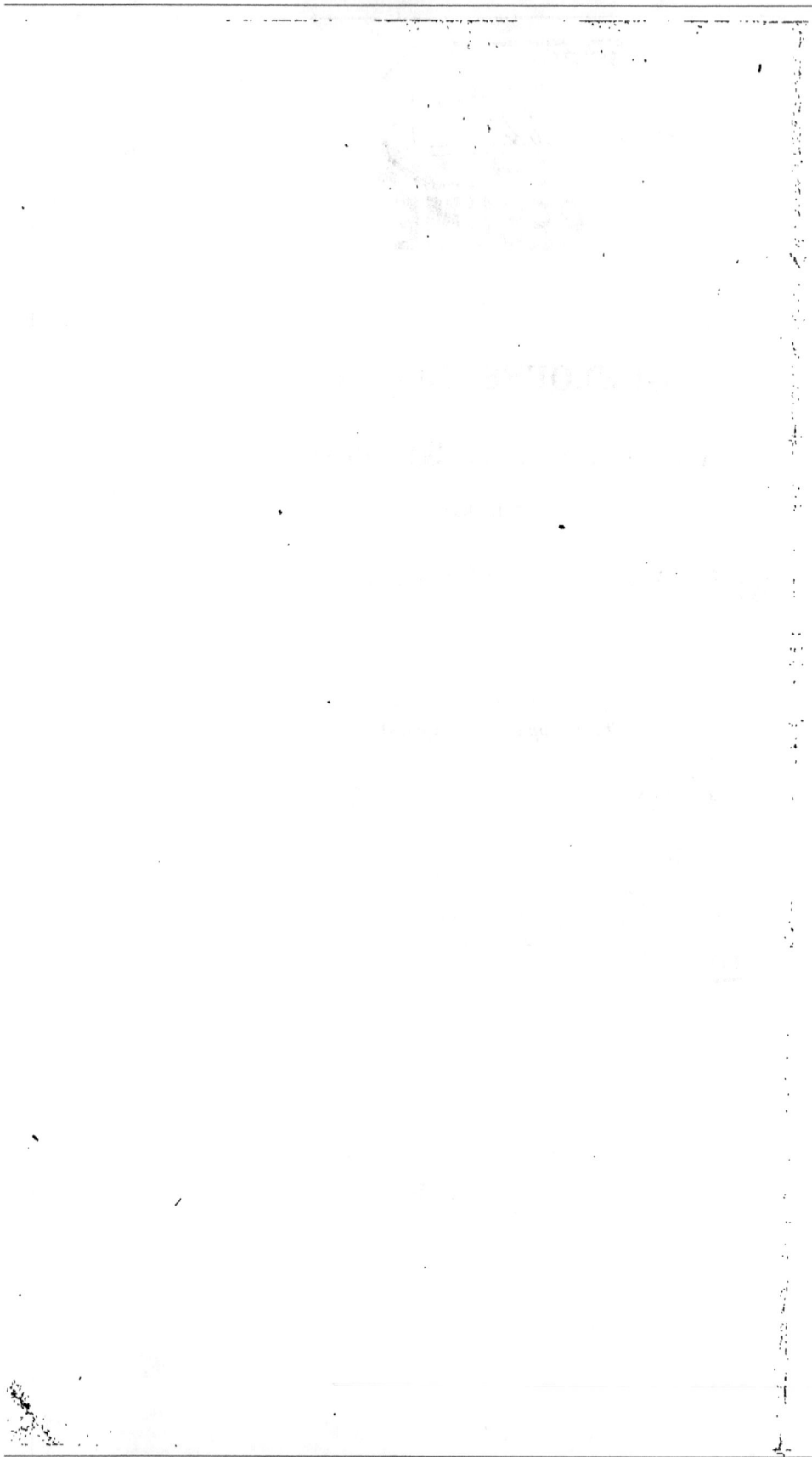

Un journal de la localité, le *Pilote du Calvados*, a pensé qu'il serait intéressant pour ses lecteurs de leur offrir le résumé d'un petit nombre de leçons que j'ai été amené à faire sur les substances alimentaires.

Ce résumé a été tiré à part, à un petit nombre d'exemplaires, en vue de faciliter aux personnes qui m'ont fait l'honneur de suivre mes leçons, et en particulier aux élèves de l'Ecole Normale primaire de Caen, les moyens de rassembler des notes éparses, difficiles à prendre pendant le mouvement d'une leçon, surtout lorsqu'il s'y trouve beaucoup de chiffres.

Je prie les lecteurs de cette brochure de vouloir bien se rappeler, en la jugeant, les circonstances qui ont amené sa publication, et de ne la considérer que comme un canevas que j'essaierai peut-être de remplir un jour.

TABLE DES MATIÈRES

RÉSUMÉ

DE

QUELQUES LEÇONS

FAITES A LA FACULTÉ DES SCIENCES DE CAEN

SUR LES

SUBSTANCES ALIMENTAIRES,

Par Isidore PIERRE,

Membre correspondant de l'Institut, Professeur de Chimie générale
et de Chimie appliquée à l'Agriculture, etc.

Les questions relatives aux substances alimentaires peuvent être considérées, à juste titre, comme les objets d'étude les plus importants dont le chimiste puisse s'occuper.

Pour me faire mieux comprendre des personnes qui n'ont pas fait de l'organisation et de la constitution des animaux et des végétaux alimentaires une étude spéciale, j'ai besoin d'entrer d'abord dans quelques considérations générales un peu délicates ; mais comme ces considérations nous permettront d'asseoir nos études sur des bases plus précises, elles rendront notre marche un peu plus assurée ; elles rendront plus faciles à saisir les conséquences auxquelles nous pourrons être conduits.

I. *De l'alimentation en général.*

Tout animal vivant ne peut se maintenir dans un état normal de force et de santé qu'en absorbant, chaque jour, une certaine quantité de nourriture.

Cette nourriture est destinée à réparer les pertes occasionnées par la respiration et par les sécrétions diverses ; en un mot, par la plupart des fonctions qui entretiennent ou accompagnent la vie.

Si l'animal n'est pas encore adulte, ou s'il est destiné à l'engraissement, la nourriture qu'il consomme est destinée encore à contribuer à l'accroissement de sa taille ou de son poids.

L'ensemble des circonsstances qui accompagnent l'alimentation, comme la nature et la quantité des aliments, la manière dont ils sont préparés et administrés, constitue ce qu'on appelle ordinairement le *régime alimentaire.*

La quantité d'aliments consommés dans un temps déterminé, dans l'espace de vingt-quatre heures, par exemple, constitue ce qu'on est convenu d'appeler la *ration.*

Lorsqu'un homme ou un animal *adulte* est soumis à un régime alimentaire bien défini, et qu'il se trouve dans des conditions d'existence et de mouvement nettement déterminées, il peut se présenter plusieurs cas : ou bien le poids et l'état de vigueur de l'animal se maintiennent sensiblement dans la même situation ; la ration alimentaire qu'il consomme alors a reçu le nom de *ration d'entretien* ;

— Ou bien l'animal augmente de poids, soit en chair,

soit en graisse ; c'est qu'il reçoit alors, en sus de sa ration d'entretien, une *ration supplémentaire* ayant pour effet la production d'une nouvelle quantité de viande et graisse.

Enfin, il peut encore arriver que l'animal diminue de poids graduellement, ce qui entraîne bientôt une diminution dans sa force, et une altération de sa santé ; c'est qu'il consomme alors un ration alimentaire *insuffisante* pour réparer les pertes de toute nature qu'il éprouve chaque jour.

Dans l'état de repos, toutes choses égales d'ailleurs, l'homme et les animaux ont besoin de moins de nourriture que dans l'état de mouvement et de travail, c'est-à-dire que la ration d'entretien doit alors être diminuée.

Lorsqu'un animal adulte travaille, (et nous considérons la marche comme un travail) la puissance qu'il peut déployer est dans un rapport défini avec son régime alimentaire. Sa ration d'entretien se compose alors de deux parties, l'une qui le maintiendrait dans le même état, s'il était en repos ; l'autre destinée à produire de la force mécanique, sans que la santé de l'animal soit en péril.

Les aliments de l'homme produisent le même effet sur lui, mais ils produisent encore en lui une certaine somme d'effets qui se manifestent par l'activité de ses sens et de son intelligence.

Un individu qui recevrait, pendant un temps assez prolongé, une ration insuffisante pour réparer les pertes qu'il éprouve, dans des conditions déterminées de repos ou de mouvement, diminuerait de poids d'autant plus rapidement que l'insuffisance de sa ration serait plus prononcée.

Pendant une diète plus ou moins sévère, c'est la

graisse qui disparaît d'abord; ensuite le système musculaire s'amoindrit; les fonctions de l'organisme se ralentissent; l'animal se refroidit peu à peu, et si cet état se prolonge suffisamment, il meurt.

M. Boussingault cite un exemple assez remarquable de la diminution de poids qu'un animal peut éprouver, dans un laps de temps très-court, lorsqu'il est soumis à une diète absolue:

Une *tourterelle*, qui consommait 15 grammes de millet par 24 heures, fut mise *à l'eau pure* à discrétion pendant une semaine; ella a donné lieu aux remarques suivantes:

	gram.	perte en 24 h. gram.
poids initial. . .	186, 8	
Après 2 jours. .	170, 7	8, 5
— 3 jours. .	163, 5	7, 2
— 4 jours. .	156, 1	7, 4
— 5 jours. .	148, 6	7, 5
— 6 jours. .	140, 5	8, 1
— 7 jours. .	133, 0	7, 5

En sept jours l'animal avait donc perdu 29 p. 0/0 de son poids, environ 4 p. 0/0 par jour; il avait perdu toute sa vivacité et allait sans doute bientôt succomber.

On l'a remis au millet à discrétion pendant 7 autres jours; il en a consommé en moyenne de 20 à 30 grammes par 24 heures, et son poids a augmenté de la manière suivante:

	gr.	gr.
Après 1 jour, l'oiseau pesait	149, 0	augm. par jour, 16, 0
— 2 jours	165, 8	8, 9
— 5 jours	166, 3	0, 2
— 7 jours	168, 3 . . .	1, 0

La tourterelle avait repris sa vivacité; elle était assez bien remise en chair, mais elle n'avait pas encore, à beaucoup près, repris sa graisse.

II. *Phénomènes généraux de l'assimilation.*

Les aliments ingérés dans l'estomac ne sont pas utilisés en totalité ; une partie échappe à la digestion et est expulsée, après avoir été plus ou moins modifiée, plus ou moins altérée.

Des parties digestibles absorbées, les unes, solubles, sont portées directement de l'estomac dans le sang déjà en circulation ; les autres, changées successivement en *chyme*, puis en *chyle*, pénètrent dans les nombreux vaisseaux capillaires du canal digestif, où elles ne tardent pas à être assimilées, à se transformer en sang destiné à remplacer celui que la respiration détruit, d'une manière incessante, pendant toute la durée de la vie.

C'est par le sang que sont transportés, dans les tissus de tous les organes, les principes nécessaires à leur entretien ou à leur accroissement ; c'est également par le sang que sont éliminés les principes dont le séjour dans l'organisme pourrait être une cause de perturbation et de désordres.

Le sang est donc, pour l'homme aussi bien que pour les animaux, un fluide à la fois réparateur et épurateur. Aussi, tout ce qui se rapporte à son action dans les phénomènes de la vie ; tout ce qui se rapporte à sa continuelle destruction, à son continuel renouvellement, est de la plus haute importance et du plus grand intérêt.

L'énergie avec laquelle fonctionnent les différents organes est en rapport avec la vitesse avec laquelle le sang s'y meut pour remplir le double rôle que nous venons de lui attribuer.

Dans l'homme et dans la plupart des animaux dont l'entretien et la conservation importent le plus à l'agriculture, il existe un organe spécial, le *poumon*, où le sang revient périodiquement subir l'influence vivifiante de l'oxygène de l'air, en circulant continuellement, dans une direction constante, par une force d'impulsion dont le siége est dans le *cœur*.

III. *De la Respiration.*

Les phénomènes chimiques qui s'accomplissent pendant l'acte de la respiration jouent un si grand rôle dans la vie, ils ont une telle connexion avec l'alimentation en général, que l'on me pardonnera de m'y arrêter quelques instants.

Chaque mouvement d'inspiration fait pénétrer dans le poumon un certain volume d'air, variable avec l'espèce des animaux, variable avec l'âge dans les animaux d'une même espèce, suivant qu'ils sont adultes ou aux diverses périodes de leur accroissement. Ce volume d'air dépend, en un mot, de la capacité formée par la somme des volumes des nombreux canaux ramifiés du poumon.

Au bout d'un temps assez court, et un peu variable suivant les circonstances, cet air est en partie expulsé. Mais il a sensiblement changé de nature; la proportion d'oxygène qu'il contenait a diminué, celle de l'acide carbonique a augmenté. C'est que, pendant le contact de l'air avec le sang dont le poumon est imbibé, une partie de l'oxygène de l'air inspiré a été absorbée par le sang, et celui-ci a exhalé de l'acide carbonique formé aux dépens du carbone qui est l'un de ses éléments constitutifs.

Le volume du gaz acide carbonique ainsi exhalé est un peu moindre que celui de l'oxygène absorbé. Il devrait lui être rigoureusement égal, si tout cet oxygène était employé à transformer en acide carbonique une partie du carbone du sang ; mais il n'en est pas ainsi, une notable proportion de l'oxygène inspiré dans les poumons s'unit à de l'hydrogène, qui est aussi un des éléments constitutifs du sang, pour former de la vapeur d'eau, laquelle s'ajoute à celle dont le dégagement a lieu pendant la transpiration pulmonaire.

Les phénomènes que nous venons de rappeler ont la plus grande analogie avec les combustions que nous produisons journellement, soit pour nous éclairer, soit pour nous chauffer ; les produits principaux qui en résultent sont les mêmes dans les deux cas : de l'acide carbonique et de la vapeur d'eau. *La respiration peut donc être considérée comme une véritable combustion.*

— Mais nous savons que, dans toute combustion, il y a production d'une plus ou moins grande quantité de chaleur ; nous sommes donc conduits à considérer la respiration comme la principale source, si ce n'est la seule source de la chaleur animale.

— L'intensité de cette combustion, celle de la chaleur qui en est le résultat, sont en rapport avec la rapidité de la circulation.

— Les animaux chez lesquels la respiration est le plus active sont précisément ceux dont la température naturelle est le plus élevée. Lorsque, chez un même individu, la respiration devient plus ample et plus active, lorsque la circulation du sang devient plus rapide, sa température s'élève d'une manière sensible, comme on peut le reconnaître dans certains cas de fièvres.

La température de l'homme et de presque tous les

animaux connus est généralement supérieure à celle de l'air environnant ; ils sont donc alors soumis à une cause permanente de refroidissement qu'il est possible de *mesurer* ; d'un autre côté, les physiciens ont pu mesurer la quantité de chaleur que le carbone et l'hydrogène produisent en brûlant dans l'oxygène ; en comparant entre eux ces deux ordres de résultats, on est arrivé à cette conséquence remarquable, que la chaleur cédée par un animal à l'air et aux corps environnants, est à très-peu de chose près égale à celle qui se produit, pendant le même temps, dans l'acte de la respiration, par la combustion de deux des éléments constitutifs de son sang.

D'après les expériences de Scharling, la quantité de carbone brûlée par la respiration est, proportionnellement au poids des individus, plus grande dans les enfants que dans l'homme adulte ; plus grande dans l'homme vigoureux que dans l'homme chétif ou dans les vieillards ;

— Elle est plus grande pour l'homme que pour la femme (1) ;

— Elle est plus grande dans un sujet qui vient de manger que lorsqu'il est à jeun ;

— Elle est plus grande à l'état de veille que pendant le sommeil.

Il doit se passer quelque chose d'analogue dans les animaux.

---

(1) D'après MM. Andral et Gravarret, la femme présente, à une certaine époque de sa vie, une anomalie remarquable dans la quantité de carbone brûlée par la respiration. Cette anomalie se rattache d'une manière intime à la *menstruation.*

Chez les animaux, comme chez l'homme, on a reconnu que, pour un même individu, la quantité de carbone consommée par la respiration varie beaucoup, suivant l'exercice qu'il prend ou qu'on lui impose. D'après quelques observateurs, la quantité consommée pendant un exercice violent peut être plus que double de celle qui serait consommée par le même individu, et pendant le même temps, s'il restait à l'état de repos.

En prenant un moyen terme entre les résultats qui ont été obtenus par les divers savants qui se sont occupés de cette question, on arrive à admettre qu'un homme adulte brûle près de 300 grammes de carbone par 24 heures ; à ce compte, il ne faudrait guère plus d'une semaine pour la complète destruction de son sang, s'il n'était pas renouvelé.

D'après M. Boussingault, une vache laitière de moyenne taille brûle environ 1700 grammes de carbone par 24 heures ;

Un cheval, environ 1800 grammes ;

Un porc de 60 kil., environ 660 grammes ;

D'après Jürgensen, un mouton en brûle environ 160 grammes.

Le sang n'est pas détruit en totalité, dans l'acte de la respiration, pour se dégager à l'état d'acide carbonique et de vapeur d'eau ; une partie se transforme en d'autres substances organiques qui, n'étant pas propres à l'assimilation, sont éliminées par les voies urinaires ; une autre partie est assimilée directement, pour l'entretien ou l'accroissement des diverses parties de l'organisme.

IV. Du Sang et de ses principes constitutifs.

Puisque le sang est l'intermédiaire obligé de la nutrition, l'étude des principes les plus importants de sa constitution chimique doit offrir un très-grand intérêt, et doit pouvoir fournir des données utiles pour l'étude des questions qui se rapportent à la nature et aux qualités des substances alimentaires ; car il est facile de prévoir que les aliments les plus nourrissants devront être ceux qui contiennent la plus forte proportion des principes constitutifs du sang.

L'examen microscopique du sang a montré qu'il est formé de deux parties distinctes : 1º d'un liquide jaunâtre, transparent, connu des physiologistes sous le nom de *serum* du sang ; 2º de petits corps opaques, arrondis, plus ou moins nombreux, colorés, que l'on désigne sous le nom de *globules* du sang. La grosseur et le nombre de ces globules varient d'une manière sensible, suivant les espèces d'animaux ; on a même dit qu'ils varient d'une manière appréciable suivant les races d'une même espèce d'animaux.

Au point de vue chimique, le sang est composé :

1º D'*eau*, 70 à 80 p. 0/0 de son poids ;

2º D'*albumine* ;

3º De *fibrine* ;

4º D'une matière colorante rouge qui a reçu le nom d'*hématosine,* qui contient de 6 à 7 p. 0/0 de son poids de fer ;

5º De *matières grasses* ;

6º Enfin, de *sels* divers, (environ 1, 25 à 1, 5 p. 0/0), parmi lesquels on trouve environ moitié de *sel marin,* de la *chaux,* de la *magnésie,* de la *potasse,* de la *soude*, beaucoup de *fer*, et de *l'acide phosphorique* à l'état de *phosphates*.

Le sang artériel diffère, par sa couleur, du sang veineux ; il est d'un rouge vermeil, tandis que l'autre est si foncé qu'il en paraît noir. L'analyse chimique n'a pas encore expliqué d'une manière bien satisfaisante la cause de cette différence de couleur.

Parmi les principes constitutifs du sang, il en est deux, l'albumine et la fibrine, qui, à raison de leur plus grande abondance dans ce fluide et du rôle important qu'on leur attribue dans la nutrition animale, méritent une courte mention spéciale.

L'*albumine* est une substance demi-liquide, filante, susceptible de se dissoudre dans l'eau froide ou tiède qu'elle rend visqueuse. On la trouve dans la plupart des fluides animaux. C'est elle qui constitue presque exclusivement le *blanc d'œuf*. Chauffée vers 55 degrés du thermomètre centigrade, elle se coagule complètement ; elle se coagule beaucoup plus rapidement encore à la température de l'eau bouillante. C'est principalement l'albumine contenue dans le sang qui lui communique la propriété de se coaguler par la chaleur comme le blanc d'œuf. Beaucoup d'acides produisent, à froid, sur l'albumine, le même effet de coagulation que la chaleur, et c'est sur cette propriété qu'est actuellement fondée l'industrie de la préparation du sang desséché pour engrais.

La *fibrine* est une matière que l'on extrait du sang en le fouettant au moment où il vient de sortir de la veine. Elle se rassemble en longs filaments que l'on décolore en les malaxant sous un filet d'eau froide. Elle retient alors un peu de graisse qu'on peut lui enlever avec de l'éther.

C'est une substance blanche, flexible, susceptible de

perdre 30 p. 0/0 d'eau par dessication. Une fois desséchée, elle acquiert une apparence cornée ; elle peut
reprendre, dans l'eau, son humidité et sa souplesse.
Elle constitue avec l'albumine et la graisse, les éléments les plus abondants de la viande, dont la fibrine
est le principe dominant.

L'albumine étant un des principes constitutifs du
sang, elle doit jouer, dans l'alimentation, un rôle important. Nous nous formerons une idée de cette importance en songeant au développement du poulet
dans l'œuf. Toutes ses parties, chair, sang, plumes,
griffes, se sont formées, se sont accrues aux dépens
du blanc d'œuf, *aux dépens de l'albumine.*

Beaucoup de physiologistes pensent, non-seulement
que l'albumine est un aliment essentiellement nutritif,
mais qu'une matière ne peut servir *d'aliment complet,*
si elle ne contient de l'albumine ou une substance ca-
pable de se convertir en albumine pendant la digestion.

La viande, la plus nourrissante de toutes les substances alimentaires, contient, comme partie essentielle, beaucoup de *fibrine*, environ 70 p. 0/0 de son
poids, si on la suppose sèche et complètement dégraissée. Sous le rapport de sa composition chimique, cette
fibrine paraît n'être autre chose que de l'albumine,
transformée sous l'influence vitale. La différence entre
ces deux substances, si réellement il en existe une,
doit être bien faible, car deux analyses, l'une d'albumine, l'autre de fibrine, ne présentent pas plus de
divergence qu'on n'en trouve entre deux analyses de
fibrine ou entre deux analyses d'albumine.

La fibrine se dissout, dans la digestion, et acquiert
alors les propriétés de l'albumine du sang.

Il semble, à première vue, que l'une des substances
alimentaires les plus communes, l'unique aliment des

jeunes animaux mammifères , le lait , fasse exception à cette règle qui veut que tout aliment contienne de l'albumine ou une matière qui puisse se transformer en albumine ; car le lait en contient fort peu , à moins qu'il ne provienne d'animaux affectés de certaines maladies.

—En examinant les choses de près, on trouve, dans le lait, en assez grande abondance, une matière particulière à laquelle on a donné le nom de *Caséine* , parce qu'elle constitue l'élément principal du fromage, qu'on appelle en latin *Caseum*. Nous verrons , dans un moment, que la composition chimique de la caséine est exactement la même que celle de l'albumine et de la fibrine.

Elle diffère cependant de ces deux dernières substances, par quelques propriétés spéciales :

La caséine ne se sépare pas du lait et ne se coagule pas quand on le fait bouillir ; tandis que l'ébullition coagule facilement l'albumine.

Si, dans une solution de cette dernière substance, on verse du vinaigre, l'albumine ne s'en sépare pas, tandis que l'addition d'un peu de vinaigre dans le lait en sépare à l'instant la caséine.

Une lessive faiblement alcaline peut redissoudre la caséine, ce qui la distingue de l'albumine et de la fibrine, qui ne se comportent pas de la même manière.

C'est sur cette dernière propriété de la caséine qu'est fondé l'emploi d'une petite quantité de bicarbonate de soude pour empêcher le lait de tourner, quand on le fait bouillir, accident qui arrive assez fréquemment au lait pris dans les lieux de dépôt des grandes villes, par des causes sur lesquelles nous reviendrons dans la suite.

Ainsi, fibrine, albumine, caséine, peuvent concourir

au même but, l'alimentation, et l'analyse chimique nous apprend que ces trois substances ne diffèrent pas sensiblement de composition élémentaire.

Comme nous les avons trouvées dans les aliments des *carnivores*, nous n'avons aucune raison d'être surpris de les retrouver, du moins les deux premières, dans le sang de ces animaux, et dans presque toutes les parties de leur organisme auxquelles le sang les fournit. Mais il semble, au premier abord, que la nutrition des *herbivores* doit être fondée sur des principes différents ; on se trouve porté à croire qu'il doit s'exécuter, dans leurs organes digestifs, des transformations d'un tout autre ordre. On ne voit pas bien quel rapport il peut exister entre la composition du foin, des graines, des carottes, des pommes de terre, etc., et celle du lait, de la chair, du sang.

Cependant, en examinant les choses de plus près, on trouve, *dans toutes les substances végétales alimentaires*, certaines substances qui, mises sur des charbons ardents, répandent une odeur de *chair brûlée*. L'expérience nous apprend que les matières végétales sont d'autant plus nutritives, qu'elles contiennent une plus forte proportion de ces substances particulières, qui méritent à juste titre de fixer notre attention.

Ces substances sont au nombre de trois principales :

La première, connue sous le nom de *gluten*, se trouve plus particulièrement dans les graines des céréales, et dans presque tous les sucs végétaux ;

— La seconde, contenue également dans tous les sucs végétaux, s'en sépare sous l'influence de l'ébullition, en se coagulant, à la manière de l'albumine du blanc d'œuf et du serum du sang, délayés dans beaucoup d'eau ;

— Enfin la troisième, que l'on trouve assez abondamment dans les graines de *légumineuses*, peut en être séparée par l'eau froide, et ne se coagule pas par la chaleur à la manière de l'albumine. Pour rappeler son origine habituelle, on lui a donné le nom de *légumine*; elle offre la plus grande analogie avec la caséine du lait. Cette analogie est tellement grande, au rapport de M. Itier, que les chinois préparent de vrai fromage avec des pois. Ce fromage, lorsqu'il est frais, a l'odeur et le goût du fromage de lait.

Si l'on soumet à l'analyse chimique le gluten, l'*albumine végétale*, et la légumine d'une part; de l'autre, la fibrine, l'albumine animale et la caséine du lait, on arrive à des résultats bien remarquables par leur identité; comme le montreront les nombres qui suivent, que nous empruntons à un excellent travail de MM. *Dumas* et *Cahours*.

	Fibrine *animale.*	Gluten ou Fibrine *végétale.*
Carbone.	52, 8	53, 2
Hydrogène	7, 0	7, 0
Oxygène.	23, 7	23, 3
Azote.	16, 5	16, 5

	Albumine *animale.*	Albumine *végétale.*
Carbone.	53, 5	53, 7
Hydrogène	7, 1	7, 1
Oxygène.	23, 6	23, 5
Azote.	15, 6	15, 7

	Caséine *du lait.*	Légumine ou Caséine *végétale.*
Carbone.	53, 5	53, 5
Hydrogène	7, 0	7, 1
Oxygène.	23, 7	23, 4
Azote.	15, 8	16, 0

Cette identité conduit naturellement à penser que les animaux ne créent point ces substances, mais qu'ils

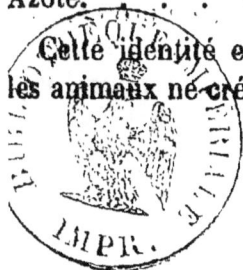

se les assimilent toutes formées dans les végétaux qui leur servent de nourriture.

La nutrition des herbivores, ou, si l'on aime mieux, l'alimentation végétale des animaux, s'accomplit donc avec le secours des mêmes principes que la nutrition des carnivores ; et si les organes digestifs des premiers sont plus vastes et plus compliqués, c'est afin de mieux séparer, de mieux extraire ces matières, peu abondantes dans les végétaux ; c'est afin que ces animaux puissent prendre à la fois une quantité d'aliments assez considérables pour y trouver une quantité suffisante de ces principes nutritifs.

Il était réservé à la chimie moderne de montrer qu'en définitive les animaux herbivores se nourrissent des mêmes principes que les carnivores ; avec cette différence, toutefois, que les premiers sont en quelque sorte chargés d'extraire ces principes disséminés dans les matières végétales, tandis que les carnivores trouvent, dans leurs aliments habituels, ces principes tout préparés, presqu'entièrement dégagés des substances étrangères et inutiles.

Ce sont surtout les beaux travaux de MM. *Dumas*, *Boussingault* et *Liebig* qui ont mis en évidence ce fait remarquable.

V. *Distinction entre les différentes classes d'aliments.*

On a donné à l'albumine, à la fibrine et à la caséine animales, ainsi qu'aux principes similaires tirés du règne végétal, le nom *d'aliments plastiques*, parce que seules elles paraissent susceptibles de produire les parties essentielles des organes animaux et du sang.

Les substances utilisées habituellement pour l'alimentation ne sont pas toutes riches en azote comme celles que nous venons de désigner sous le nom d'aliments plastiques; beaucoup de substances alimentaires ne sont même pas azotées du tout : telles sont les matières grasses (beurre, huiles, graisses), les matières sucrées, les matières féculentes (amidon, fécule, etc.); ces substances alimentaires dépourvues d'azote n'en jouent pas moins un rôle fort important pour le maintien régulier des fonctions de l'organisme. Ce sont elles qui subviennent plus spécialement à la dépense de matière occasionnée par la respiration, et les chimistes leur ont donné, pour cette raison, le nom d'*aliments respiratoires* ou d'aliments de respiration.

Cette classe de substances alimentaires est surtout dominante dans les aliments végétaux.

Ainsi, le blé contient de 60 à 65 p. 0/0 d'amidon ;
L'orge et les lentilles de 40 à 50;
Le maïs de 72 à 75 ;
Et le riz jusqu'à 85 p. 0/0.

La fécule et l'amidon, pour être assimilées, doivent d'abord éprouver une transformation qui les rende *solubles*; elles deviennent alors peu différentes des matières sucrées.

La fibre végétale, qui constitue la majeure partie des aliments des herbivores, et qui paraît, au premier aspect, différer beaucoup de l'amidon, a cependant la même composition chimique ; aussi elle peut, entre les mains du chimiste, subir les mêmes transformations, quoique avec un peu plus de difficulté, et donner naissance aux mêmes produits.

Par exemple, que l'on fasse bouillir pendant quelque temps ces substances, dans de l'eau contenant un peu d'acide sulfurique, elles se transformeront en une véritable matière sucrée. La fabrication du sucre de fécule d'après ces principes, constitue, depuis longtemps déjà, une industrie considérable.

Il est extrêmement probable que, dans l'organisme, ces même substances éprouvent des transformations analogues.

Les matières grasses telles que le beurre, l'huile, les graisses, ne diffèrent des précédentes que parce qu'elles sont moins oxygénées.

Les matières féculentes et les matières sucrées, si différentes, en apparence, des matières grasses, parais-sent cependant susceptibles de se transformer en ces dernières, dans des circonstances convenables. C'est ainsi qu'en faisant fermenter du sucre dans de certaines conditions, on peut le transformer en acide butyrique; c'est-à dire que le sucre ainsi transformé devient iden-tique avec la matière acide à laquelle le beurre rance doit son odeur repoussante.

Les transformations de cette nature que le chimiste a le pouvoir d'opérer aujourd'hui, ne sont pas encore nombreuses, mais elles étaient inconnues autrefois, et elles sont venues ouvrir une nouvelle voie aux études qui ont pour objet l'alimentation, la nutrition, et leurs nombreux mystères.

VI. *Influence des principes inorganiques des aliments.*

Nous venons de partager les substances alimentaires en deux grandes divisions : les aliments plastiques et les aliments respiratoires. Il est assez remarquable de voir que, si l'on administre isolément une substance quelconque appartenant à l'une de ces deux divisions, elle ne puisse entretenir longtemps ni les fonctions plastiques, ni la respiration. Leur mélange même serait impropre à l'alimentation, sans la présence de certaines matières qui, elles-mêmes, ne nourrissent pas seules non plus.

Dans les nombreuses expériences faites par les chimistes et par les physiologistes, *tous* les animaux nourris avec de la fibrine, avec de l'amidon, etc, seules ou mélangées, mais *pures*, moururent, après un temps plus ou moins long, en offrant tous les symptômes de *l'inanition*.

On sait, d'un autre côté, par l'expérience de tous les siècles, que la viande et le pain, seuls ou mélangés ensemble, ainsi que le lait, entretiennent parfaitement la vie sans le concours d'aucune autre susbtance; il faut donc que ces aliments, ainsi que les substances végétales mangées par les animaux qui vivent d'herbes, de fourrages ou de graines, présentent, dans des rapports convenables, les autres conditions indispensables à l'accomplissement de la nutrition.

Les intermédiaires obligés, sans lesquels nous avons dit qu'il n'y avait pas d'alimentation complète, paraissent être les matières *inorganiques* du sang, les matières que nous trouvons dans ses cendres, telles que l'acide phosphorique et les phosphates, la potasse, la soude, la chaux, la magnésie, l'oxyde de fer et le sel marin.

Tous ces corps, avant de devenir parties intégrantes du sang, faisaient partie des aliments qui ont concouru à sa production.

S'il est vrai que leur concours soit nécessaire pour l'assimilation, aucune substance privée de ces éléments ne peut entretenir la vie; les faits semblent avoir donné, jusqu'à présent, gain de cause à cette manière de voir.

Si l'on compare la composition des cendres du sang d'un animal et celles des aliments qui composent sa nourriture habituelle, on est frappé de la similitude.

Quelques exemples feront mieux comprendre ma pensée :

On a trouvé, dans cent parties de cendres

	du sang de BREBIS	du sang de BOEUF.	des choux blancs.	des NAVETS	des POMMES de terre
Acide phosphorique	14, 8	14, 0	13, 7	14, 2	16, 8
Soude et potasse....	55, 8	60, 0	49, 4	52, 0	55, 4
Chaux , magnésie , oxyde de fer......	4, 9	3, 6	14, 1	13, 6	6, 7

Nous n'avons pas tenu compte ici de la présence du sel marin, parce que nous y reviendrons d'une manière particulière dans la suite.

Si, des herbivores, nous passons aux granivores, on a trouvé, dans cent parties de cendres

	du sang de poule.	de seigle.
Acide phosphorique .	47, 3	47, 3
Soude et potasse . .	48, 4	37, 2
Chaux , magnésie , oxyde de fer. . .	2, 2	11, 6
Acide sulfurique . .	2, 1	3, 9

Enfin, il en serait encore de même pour les carnivores, mais alors on aurait moins lieu d'en être surpris.

En un mot, il paraît exister une relation si intime, entre la composition des cendres des aliments et celle des cendres du sang, que la nature et les proportions de ces éléments constitutifs des premiers peut faire pressentir la nature et les proportions de ces mêmes éléments dans le second. Cela est si vrai que, lorsqu'on remplace entièrement le pain et la viande par des fruits, des racines ou des légumes verts, le sang de l'homme tend à acquérir la composition et les caractères du sang du bœuf ou du mouton.

On s'est beaucoup préoccupé du rôle que peuvent jouer, dans l'organisme, ces différentes matières minérales ; la discussion des faits propres à mettre ce rôle en évidence m'entraînerait un peu trop loin et sortirait de mon sujet ; je me bornerai à quelques citations, propres à donner une idée de l'importance de l'intervention de plusieurs de ces substances, dans notre organisme et dans celui des animaux.

Le sang des animaux est toujours alcalin, c'est-à-dire qu'il contient toujours un léger excès de soude et de potasse. Cette alcalinité du sang paraît nécessaire à sa conservation ; elle paraît destinée à opposer une continuelle résistance à une foule de causes qui pourraient occasionner la coagulation de l'albumine du sang.

L'alcalinité du sang doit encore avoir pour effet de faciliter la combustion des principes qu'il cède à l'oxygène pendant la respiration. M. *Chevreul* a montré qu'une foule de substances organiques dénuées de la propriété de pouvoir se combiner avec l'oxygène, c'est-à-dire de pouvoir brûler, à la température ordinaire, ou à la température des corps vivants, lorsqu'elles sont seules, acquièrent cette propriété au contact d'un alcali, (potasse ou soude.)

L'acide phosphorique et les phosphates, se trouvant dans presque toutes les parties solides et liquides de l'organisme, doivent, selon toute probabilité, y jouer un rôle en rapport avec leur abondance ; mais c'est dans l'ossification, surtout, qu'ils doivent intervenir d'une manière plus active, attendu que le phosphate de chaux est l'élément qui domine dans le squelette osseux de l'homme et des animaux. Entr'autres faits que l'on peut citer pour justifier cette opinion, il en est un bien connu depuis longtemps, c'est que les fractures des os, chez les carnivores, se soudent bien mieux que chez les herbivores ; et la première idée qui se présente, c'est d'attribuer cette différence à une plus forte proportion de phosphates, dans les aliments et dans le sang des premiers, que dans les aliments et dans le sang des derniers, ce que l'analyse a pleinement confirmé.

VII. *Du sel naturel des aliments et du sang.*

La quantité de sel contenue dans le sang de l'homme, dans celui du mouton, du veau, du porc, du bœuf, s'élève à 50 ou 60 p. 0/0 du poids total des cendres.

L'existence d'une aussi forte proportion de sel dans l'économie animale est un fait assez remarquable pour qu'on cherche à en préciser le rôle. Nous savons, d'ailleurs, que les questions relatives au sel ont de tout temps préoccupé vivement les sociétés humaines.

Si l'on compare les cendres des végétaux dont se nourrissent les herbivores avec les cendres du sang de ces animaux, l'on trouve que la proportion du sel contenue dans les cendres du sang est beaucoup plus forte (souvent 8 ou 10 fois), que celle dont l'analyse accuse l'existence dans les cendres du fourrage. Les cendres de l'urine en contiennent moins que celles du sang.

Ces faits semblent annoncer que les vaisseaux sanguins sont doués d'une faculté particulière, en vertu de laquelle ils peuvent absorber et conserver une proportion de sel marin à peu près constante et normale, Celui-ci n'est donc pas pour le sang un principe accidentel, mais un élément constant, qui s'y trouve dans des proportions jusqu'à un certain point invariables.

On trouve les éléments du sel dans le liquide dont la chair musculaire fraîche est imprégnée, dans la bile, dans le suc gastrique, dans la salive, dans les larmes, dans la sueur, etc. On ne peut donc révoquer en doute l'importance du sel dans les fonctions vitales, ni la nécessité de sa présence dans les aliments.

Notre instinct nous fait ajouter du sel aux aliments formés plus spécialement de matières grasses ou féculentes, qui en contiennent fort peu.

Les animaux le recherchent aussi avec empressement, et l'on a souvent cité les distances considérables qu'ils franchissent pour se le procurer.

Nous reviendrons, plus tard, sur la question si délicate de l'introduction régulière du sel dans le régime alimentaire du bétail.

Parmi les aliments du règne végétal, ce sont les matières grasses qui en contiennent le moins ; et parmi les plantes du continent européen, ce sont les légumineuses et l'herbe des prairies (notamment le *lolium perenne*) qui contiennent la plus forte proportion de sel.

Quelle peut être la nature du rôle que joue le sel marin dans les fonctions de l'organisme animal ? Quelques expériences vont nous la faire pressentir.

Que l'on prenne un tube de verre ouvert par les deux bouts, de 4 ou 5 millimètres de diamètre, et d'une longueur quelconque ; qu'on lie, sur l'ouverture d'un de ses bouts, une membrane ramollie dans l'eau (morceau de vessie ou de boyau) ; que l'on verse dans le tube une certaine quantité d'eau ordinaire et qu'on le plonge dans un verre contenant de la même eau, de manière que les deux niveaux se trouvent dans le même plan ; on ne remarquera pas le moindre changement de niveau des deux liquides, même après plusieurs jours. Mais vient-on à ajouter quelques grains de sel à l'eau contenue dans le tube, on y verra le niveau du liquide s'élever au bout de quelques minutes.

— Si l'eau est également salée dans le tube et dans le verre, il ne se manifeste aucune différence de niveau ;

— Si l'eau du verre est plus salée, l'eau du tube baissera, celle du verre s'élèvera. En un mot, l'eau ordinaire passe vers l'eau salée, l'eau pauvre en sel passe vers l'eau riche en sel.

Si, au lieu d'eau salée, on met dans le tube du sang défibriné, l'eau s'y élèvera également, si la température est de 37 à 38 degrés centigrades. Le liquide exprimé du sang coagulé par la chaleur agirait de même. On est donc fondé à penser que le sel du sang joue ici un rôle important.

Si, dans les expériences précédentes, on ajoute à l'eau salée un peu de soude ou de potasse, de carbonate ou de phosphate alcalin, la faculté d'absorption est considérablement augmentée.

— Si le liquide extérieur est légèrement acide, et l'eau salée alcaline, l'écoulement se fait plus rapidement encore du liquide acide vers le liquide alcalin.

Ces expériences fort simples sont propres à donner une idée de la manière dont peut se faire l'absorption dans l'économie animale.

La dissolution des aliments, effectuée dans l'estomac, par la digestion, est acide, tandis que le sang est à la fois salé et alcalin. Tout l'appareil digestif est entouré d'un système de vaisseaux ramifiés à l'infini, dans lequel le sang se meut avec rapidité ; l'eau qui s'y infiltre avec les matières alimentaires dissoutes est immédiatement séparée par les organes urinaires, et le sang se maintient ainsi au même état de concentration.

J'ai insisté, précédemment, sur la présence d'une assez forte proportion de *fer* dans le sang, et particulièrement dans sa matière colorante; si cette quantité de fer est indispensable à l'accomplissement régulier des fonctions du sang, il est important d'en constater l'existence dans les matières alimentaires. On l'a trouvé dans tous les aliments végétaux. Les graines des céréales, et par suite le pain, en contiennent à peu près autant que la viande de bœuf, et que les viandes *rouges* en général.

Le veau et les viandes *blanches* en contiennent beaucoup moins, environ les deux tiers de ce qu'en renferme le bœuf. Le fromage, les œufs, et surtout le poisson en contiennent bien moins encore que le veau, et peut-être faut-il voir là une des principales causes de certaines maladies auxquelles paraissent plus spécialement exposées les personnes qui font de ces derniers aliments leur nourriture trop exclusive.

Ce qui, mieux que toute espèce de raisonnement, semble prouver la puissance d'intervention du fer dans notre organisme, c'est le bon effet qu'il produit sur les tempéraments faibles, dans une foule de circonstances.

Les considérations qui précèdent me paraissent suffisantes pour faire concevoir l'importance du rôle que doivent jouer, dans l'alimentation, les *matières inorganiques ou salines*. On comprendra sans difficulté qu'un animal recevant, dans ses aliments, une proportion de ces substances insuffisante pour réparer les pertes quotidiennes qu'il en fait, ne pourrait se maintenir dans un état normal de santé; il dépérirait bientôt, même quand il recevrait en abondance les autres principes les plus propres à sa nutrition.

Un exemple éclaircira mieux les doutes que l'on pourrait encore conserver à cet égard : Une bonne vache laitière donne au moins 3,500 litres de lait dans une année (il y en a beaucoup en Normandie qui en donneraient bien le double). L'analyse chimique nous apprend qu'entre autres produits, cette quantité de lait contient assez de phosphates pour constituer plus de 15 kilogrammes d'os supposés secs. Il est facile de comprendre quelle perturbation pourrait apporter dans l'organisme la secrétion d'une aussi grande quantité de phosphates, s'ils n'étaient pas restitués par les aliments.

De la viande, considérée comme aliment.

La viande fraîche contient de 77 à 80 p. 0/0 d'eau.

Les principes nutritifs qu'on y trouve sont : la fibrine, l'albumine, des substances grasses, des matières susceptibles de se transformer en gélatine par la coction, de l'hématosine (matière colorante du sang). On y trouve encore des substances de nature saline et une matière sucrée.

Enfin les viandes contiennent encore, en très petite quantité, des matières susceptibles de développer, pendant la coction, l'*arôme* qui caractérise chaque espèce de viande. Ces substances particulières, dont la nature chimique n'est pas encore bien connue, paraissent éprouver de notables modifications, dans une même espèce d'animaux, suivant l'âge, suivant la nourriture et l'état d'embonpoint. Elles ont d'intimes rapports avec les

émanations que laissent après elles les différentes espèces de gibier, émanations dont les chiens de chasse
tirent si bon parti.

Lorsque les animaux sont très jeunes, leur viande
est molle, gélatineuse, et presque entièrement dépour-
vue des principes susceptibles de développer l'arôme
par la cuisson, si l'on excepte certaines espèces d'animaux à odeur forte.

Ces viandes constituent généralement une mauvaise
nourriture, ce qui peut tenir, en partie, à ce qu'une
proportion considérable des matières salines qu'elles
contiennent sont employées à l'accroissement du système osseux de ces jeunes animaux.

Lorsqu'on prend les animaux à l'âge intermédiaire
entre l'extrême jeunesse et l'état adulte, leur chair est
meilleure; le bouillon qui en provient est plus nourrissant. Cependant l'arôme qui se développe par la cuisson est encore moins prononcé que dans la viande des
animaux parvenus au terme de leur croissance.

On s'accorde généralement à reconnaître que, dans
l'espèce bovine, les animaux qui, à l'état adulte, prennent le plus facilement la graisse, toutes choses égales
d'ailleurs, donnent la viande la plus sapide, pourvu
qu'elle ne soit pas trop grasse. Dans l'espèce ovine,
on a observé les mêmes faits; mais on a cru reconnaître alors que la viande a une odeur un peu trop dominante, ce qui provient, suivant M. Chevreul, de ce
que ces animaux sécrètent, en proportion plus forte,
en même temps que la matière grasse, des substances
acides particulières, volatiles et très odorantes.

Ces substances odorantes sont en proportions bien
plus considérables encore dans les animaux d'espèce
hircine (chèvre, bouc).

Du reste, les habitudes locales peuvent modifier

beaucoup les manières de voir sur ce sujet ; et certains peuples mangent avec plaisir des aliments dont le goût nous répugne.

Enfin nous ajouterons encore que, passé une certaine limite d'âge, les animaux donnent une viande plus dure, moins agréable, et dans laquelle la cuisson développe souvent un arôme moins prononcé que lorsque les animaux viennent de parvenir à l'état adulte.

La nourriture à laquelle ont été soumis les animaux produit généralement aussi, sur la qualité de leur viande, des effets spéciaux très prononcés. C'est ainsi que les veaux du *Gâtinais*, nourris de lait pur jusqu'à l'âge de quatre ou cinq mois, donnent une viande rose-pâle, qui devient presque blanche par la cuisson, et dégage, lorsqu'on la fait rôtir, un arôme bien plus prononcé et bien plus agréable que la chair des veaux de même âge nourris, depuis l'âge de six semaines, avec des fourrages. La chair de ces derniers est en outre beaucoup plus brune et beaucoup moins estimée sur certains marchés, notamment sur celui de Paris.

Certains aliments à odeur forte, tels que choux, navets, tourteaux un peu rances de graines oléagineuses, lorsqu'ils entrent pour une forte proportion dans la ration habituelle des animaux, peuvent communiquer à leur chair une saveur désagréable. Le lait, la crème, le beurre et le fromage peuvent également contracter, en pareil cas, un goût spécial très prononcé. Au contraire, les plantes aromatiques des bons près naturels et des montagnes exercent, sur la qualité de la viande des animaux qui s'en repaissent, et sur leur lait, une heureuse influence depuis longtemps reconnue.

C'est pour diminuer un peu la différence qui existe entre le fumet du lapin de garenne et celui du lapin privé, que les bonnes ménagères donnent à ce dernier, le plus souvent qu'elles le peuvent, surtout dans les derniers temps de son engraissement, du persil et d'autres plantes aromatiques.

Il est reconnu également que les volailles et le poisson peuvent contracter un goût détestable sous l'influence de certains aliments, même dans un laps de temps assez court, surtout si c'est dans la période de leur engraissement, parce que les matières grasses jouissent de la propriété d'absorber et de retenir les substances odorantes plus énergiquement que la plupart des autres produits de l'organisme.

Les œufs eux-mêmes peuvent assez rapidement participer à ce mauvais goût ; c'est ce qui arrive, par exemple, lorsqu'on nourrit des poules, pendant plusieurs semaines de suite, avec les larves des hannetons (*mans* ou *vers blancs.*)

Une qualité de viande étant donnée, elle pourra être d'un goût plus ou moins agréable, elle sera plus ou moins facile à digérer, suivant la préparation qu'elle aura subie, suivant les influences diverses auxquelles elle aura été soumise.

En général, les causes qui rendent la viande *plus tendre* la rendent aussi *plus facile à digérer*. C'est ainsi qu'abandonnée dans un lieu frais et convenablement aéré, la bonne viande fraîche éprouve, dans l'espace de deux à quatre jours, dans la saison tempérée, dans l'espace de douze à vingt-quatre heures en été, une modification intérieure résultant de réactions spontanées qui la rendent plus facile à désagréger, et d'une plus facile digestion. Si la température est voisine de celle à laquelle peut fondre la glace (trois ou quatre degrés, par exemple), ces réactions sont suspendues, et la viande pourrait se conserver presque indéfiniment. A plus forte raison en serait-il ainsi par un temps de gelée. Seulement, sous l'influence de la gelée, la viande, comme toutes les matières très-aqueuses, éprouve un genre particulier d'altération : chaque particule d'eau emprisonnée dans son tissu augmente considérablement de volume, en se congelant, et déchire les parois des cavités qui l'emprisonnent, de même qu'elle détermine la rupture des vases dans lesquels on a l'imprudence de la laisser geler. Tant que le dégel n'arrive pas, la viande ainsi désagrégée par la gelée n'éprouve aucune autre modification ; mais, lorsqu'elle est complètement dégelée, elle est devenue beaucoup plus sensible aux causes ordinaires d'altération, et il faut toujours se hâter de la consommer.

Sans entrer dans les détails des pratiques de l'art culinaire, qui, d'ailleurs, a trouvé depuis longtemps des interprètes beaucoup plus compétents que moi ; sans entrer dans la description des procédés de préparation et d'assaisonnement les plus propres à flatter le palais ou à stimuler l'appétit, nous pouvons cependant chercher à nous rendre compte de l'influence du mode de cuisson sur les qualités nutritives de la viande, sans sortir de notre sujet.

Il n'existe, à vrai dire, que deux manières de faire cuire la viande. On la fait *rôtir*, ou bien on la fait *bouillir* dans une plus ou moins grande quantité d'eau, suivant que l'on prépare un *ragoût* ou un *pot au feu*.

Lorsqu'on fait rôtir la viande, la conduite de l'opération diffère un peu, suivant qu'il s'agit de viandes *rouges* ou *brunes*, ou de viandes *blanches*.

Lorsqu'on fait rôtir une viande rouge ou brune, (bœuf, gibier, venaison), la partie extérieure du morceau se trouve portée subitement à une température de 110 à 125 ou 130 degrés ; l'albumine qu'elle contient se coagule rapidement et tend à obstruer, en se solidifiant, les pores des couches superficielles ; l'hématosine s'y coagule également.

Le retrait qu'éprouvent en même temps ces couches, par suite de la perte de la majeure partie de l'eau qu'elles renfermaient, contribue encore à les rendre imperméable aux liquides intérieurs. L'eau emprisonnée sous cette croûte, portée successivement à des températures croissantes qui dépassent assez rarement 60 ou 65°, réagit sur les principes constitutifs de la viande et commence à désagréger la fibrine ; sous l'influence de cette élévation de température, les matières volatiles qui constituent l'arôme particulier de chaque espèce de viande, se développent, mais restent emprisonnées sous la croûte imperméable extérieure. Une partie de l'albumine intérieure se coagule ; une autre partie reste à l'état fluide, ainsi que l'hématosine qui colore en rouge un peu saignant le jus intérieur du rôti.

Lorsqu'on fait rôtir une viande tendre ou blanche, l'expérience apprend qu'il faut élever davantage la température pour en développer convenablement l'arôme. Les couches superficielles extérieures sont alors roussies, et la température des parties intérieures, portée souvent jusqu'à 95° ou 100°, s'est trouvée assez élevée pour coaguler à peu près complètement l'albumine et l'hématosine. Aussi ces viandes, lorsqu'on les coupe, sont-elles beaucoup moins juteuses que les précédentes, et le jus en est moins coloré.

Lorsqu'on fait intervenir l'eau dans la cuisson de la viande, les choses se passent un peu différemment : la désagrégation s'effectue d'une manière plus avancée. Une partie des tissus qui sont susceptibles de former de la gélatine se dissolvent dans l'eau : l'albumine et l'hématosine se coagulent, soit à l'intérieur de la viande, si cette dernière est subitement plongée dans l'eau ou dans une sauce bouillante, comme dans la préparation de la plupart des ragoûts ; ou bien elles sont entraînées au dehors, plus ou moins complètement, et coagulées dans l'eau, sous forme d'écumes, comme dans la préparation du pot au feu. Une partie des substances solubles s'écoule hors de la viande, et se trouve remplacée par les assaisonnements, qui modifient souvent d'une manière spéciale le goût des viandes.

On comprendra facilement que les diverses modifications dont nous venons de parler devront s'effectuer d'une manière très différente, suivant la quantité du liquide aqueux, suivant sa température au moment de l'immersion de la viande, suivant la nature des substances qu'on a pu y ajouter, etc.

Dans tous les cas, puisque l'arôme des viandes est dû à la présence de matières volatiles particulières, il est bien évident qu'on le conservera d'autant mieux, d'autant plus complètement, que la cuisson s'opèrera dans des vases mieux clos, et que la température sera plus convenablement ménagée.

Du bouillon de viande ; théorie de sa préparation ; ses qualités.

La préparation du bouillon de viande, ou, si l'on aime mieux, celle du pot au feu, joue un si grand rôle dans notre alimentation française, que l'on me pardonnera, sans doute, de m'arrêter un peu sur cette question.

Lorsqu'on plonge un morceau de viande dans l'eau

froide, il se fait, peu à peu, un mélange de l'eau environnante et de l'eau interposée dans ses tissus ; mais comme cette dernière contient des matières solubles, organiques et salines, elle les entraîne au dehors. Si la température s'élève très-lentement, l'action dissolvante de l'eau destinée à faire le bouillon s'exercera plus efficacement encore, et la viande se trouvera d'autant plus complètement épuisée de tous les principes solubles qu'elle contenait, et de la plupart de ses principes sapides. Plus la quantité d'eau employée sera considérable, plus complet sera l'épuisement.

Lorsque la température atteint 52 degrés, l'albumine de la viande commence à se coaguler ; vers 70 degrés, l'hématosine se coagule à son tour ; ces matières se rassemblent à la surface du liquide et forment alors ce qu'on désigne sous le nom *d'écume*. Cette écume entraîne souvent avec elle une partie des sels calcaires qui pourraient se trouver contenus dans l'eau.

Il est à peine besoin de dire que cette écume sera d'autant plus colorée que la viande sera plus rouge, c'est-à-dire plus riche en hématosine.

Les légumes frais que l'on ajoute ensuite fournissent encore, par l'ébullition, une petite quantité d'écume, provenant de la coagulation de l'albumine végétale qu'ils contiennent.

Si l'on continue de maintenir une légère ébullition, une partie de la gélatine se dissout, ainsi que d'autres principes solubles que les chimistes ont désignés sous les noms de *créatine*, créatinine, *acide inosique*, *acide lactique*, etc., etc. Une petite couche de matière grasse vient surnager et retient une partie de l'arôme que la vapeur tendrait à entraîner pendant son dégagement. Cette déperdition des principes odorants de la viande sera d'autant plus sensible que l'ébullition sera plus vive et le dégagement de vapeur d'eau plus abondant.

Si, au lieu de mettre, comme nous venons de le faire, la viande dans l'eau froide, et d'élever très-lentement la température, on plonge la viande dans l'eau bouillante, et surtout dans de l'eau contenant les assaisonnements habituels, qui rendent un peu plus élevée la température de son ébullition, qu'on maintienne cette ébullition par un feu vif pendant quelques minutes, et qu'on laisse ensuite s'achever tranquillement la cuisson, la viande acquiert, en partie, les qualités d'une viande rôtie. La coagulation subite de l'albumine et de l'hématosine des couches superficielles a obstrué les issues par lesquelles pourraient s'échapper les principes solubles et sapides de la viande, et l'eau dans laquelle s'opère la cuisson n'a pas pu davantage pénétrer dans la masse et y exercer son action dissolvante. On comprend alors pourquoi cette eau ne peut acquérir que la saveur et les qualités d'un bouillon faible, bien que préparé avec une quantité de viande considérable.

La conduite d'un pot au feu, surtout au commencement de l'opération, peut donc avoir une très grande influence sur la qualité du bouillon qui en provient, avec une même quantité et une même qualité de viande. *Le bouillon est d'autant plus riche*, mais aussi *la viande bouillie d'autant plus pauvre et plus épuisée* que la température se sera élevée plus lentement. Il n'est pas jusqu'à la manière de saler qui ne puisse avoir une influence sensible sur la qualité du bouillon; si le sel est mis dans l'eau encore froide, le bouilli sera plus complètement épuisé que si le bouillon n'est salé qu'à la fin de l'opération. Cette influence du sel est facile à comprendre, d'après les faits qui ont été antérieurement signalés à l'occasion du sel que renferme le sang. (Voir pages 25 et 26.)

M. Liebig a indiqué, il y a une dizaine d'années (1),
un procédé expéditif pour obtenir un bouillon beaucoup plus riche en principes nutritifs que par les procédés ordinaires de ménage : on prend du bœuf préalablement débarrassé de la plus grande partie de sa
graisse, on le hache et on le délaie dans l'eau froide,
à raison de 1 litre d'eau par kilogramme de viande ;
on y ajoute l'assaisonnement, puis on chauffe *lentement*, jusqu'à ce que le mélange entre en ébullition ;
on écume, et, après quelques minutes d'ébullition,
l'opération est terminée. Le bouillon ainsi obtenu est
très riche ; mais la viande ainsi épuisée n'est plus man-
geable.

Si l'on concentre ce bouillon au bain marie, jusqu'à consistance d'extrait, 30 grammes de cet extrait,
délayés dans un litre d'eau, donneront un bouillon
plus fort et plus aromatique que le bouillon ordinaire.

Altérations spontanées des viandes.

Les viandes qui n'ont subi aucune préparation ne
sont susceptibles d'être conservées que pendant un
temps assez limité. Elles s'altèrent d'autant plus vite
que la température est plus élevée et l'air plus humide.

Les premiers indices d'altération qu'elles éprouvent
consistent en un commencement de désagrégation qui
les rend plus tendres et plus faciles à digérer. Jusque
là, il n'y a pas à s'en préoccuper, au point de vue de la
salubrité, puisque, comme matières alimentaires, les
viandes ont plutôt gagné que perdu par cette modification, pendant laquelle l'arôme ou le fumet parti-

---

(1) **Annales de physique et de chimie**, 3ᵉ série, t. XIII.

culier à chaque espèce de viande se développe d'une manière beaucoup plus prononcée.

Les grands amateurs de gibier poussent peut-être un peu loin cette pratique bien connue sous le nom de *Faisandage*.

Il est toutefois des limites que la prudence conseille de ne jamais dépasser; sous ce rapport, les viandes empochées, boudins, saucissons, andouilles, etc. peuvent laisser quelque chose à désirer, parce que la membrane intestinale qui leur sert d'enveloppe en rend l'inspection plus difficile.

On a souvent cité des exemples de consommation de viandes gâtées, qui n'avaient été suivies d'aucun accident; mais on pourrait leur opposer beaucoup d'autres exemples qui prouvent qu'on ne saurait toujours impunément faire usage de pareils aliments. On en pourrait dire autant sur la consommation de la chair d'animaux affectés de certaines maladies.

Conservation des viandes.

Après avoir éprouvé, au contact de l'air, dans certaines conditions de chaleur et d'humidité, des modifications spontanées qui tendent à la désagréger d'abord, et ensuite à la décomposer, la viande finit par éprouver la transformation bien connue sous le nom de *putréfaction*.

Pour être en mesure de prévenir, avec quelques chances de succès, cette altération de la viande, il est bon de connaître, afin de pouvoir les éviter, les principales conditions les plus favorables à la putréfaction. Ces conditions sont :

1º Une température comprise entre 15 et 35 degrés centigrades ;

2º La présence d'une certaine quantité d'humidité ;

3º Enfin la présence de l'air qui agit par son oxygène.

Influence de la température. — Nous avons déjà indiqué l'influence conservatrice du froid sur les viandes ; on en cite des exemples véritablement surprenants. Ainsi, l'on a trouvé enfouis, sous les neiges éternelles du nord de la Sibérie, des restes d'animaux appartenant à des espèces qui n'existent plus depuis longtemps. Ces restes étaient dans un état parfait de conservation, avec leurs parties molles, bien que les naturalistes fassent remonter leur enfouissement à plusieurs milliers d'années.

Nous voyons employer chaque jour, à grands frais, l'abaissement artificiel de la température pour la conservation de certaines matières alimentaires d'un prix élevé ; c'est ainsi que l'on parvient à conserver frais, pendant la saison chaude, et pendant un temps plus long dans la saison tempérée, le poisson, les coquillages et les viandes, en les enveloppant de glace, ou en les enfermant tout simplement dans des glacières.

Si, au lieu d'abaisser la température dans le voisinage de 0º, on la porte au-dessus de 40º, la viande peut également résister à la putréfaction ; elle perd une grande partie de son eau, surtout si l'air environnant n'est pas saturé d'humidité, se sèche, et peut alors se conserver presque indéfiniment. C'est ainsi qu'on a trouvé enfouis, dans les sables brûlants des déserts de l'Afrique, de l'Arabie et du Nouveau-Monde, des cadavres dans un état parfait de conservation, mais desséchés.

L'on pratique en grand, dans certaines contrées chaudes de l'Amérique, des procédés de conservation des viandes, fondés sur leur dessication spontanée au contact de l'air. Voici, d'après M. Boussingault, la méthode suivie pour la préparation du *Tasajo* : on découpe des quartiers de bœuf en lanières très minces de deux à trois mètres de longueur, que l'on saupoudre de farine grenue de maïs ; cette farine absorbe les sucs épanchés à la surface, et les y retient en y adhérant elle-même. On suspend à l'air ces lanières, sur des perches de bambou, exposées au soleil, jusqu'à ce qu'elles soient aussi sèches que possible, en évitant de les laisser mouiller par la pluie. Lorsque la dessication est complète, cette viande ne retient plus que 7 ou 8 pour 100 d'eau, de telle sorte que 100 kilogrammes de viande fraîche donnent environ 26 kilogrammes de tasajo d'une couleur foncée.

On enroule alors ces lanières en pelottes allongées un peu serrées, que l'on conserve dans des lieux bien secs.

Lorsqu'on veut faire cuire le tasajo, on le coupe en morceaux qu'on laisse tremper pendant quelque temps dans l'eau ; il s'y gonfle, en absorbant peu à peu autant d'eau environ qu'il en a perdu par la dessiccation. On chauffe lentement le liquide, comme pour faire cuire la viande fraîche, et l'on conduit la cuisson comme celle d'un pot au feu ordinaire. On obtient ainsi de bon bouillon, et un bouilli analogue à celui que produit la viande de boucherie.

Le tasajo, susceptible d'une très-longue conservation, offre sur les extraits de viande anciennement proposés par Proust, l'avantage d'avoir conservé les principes aromatiques de la viande, en grande partie perdus pendant la concentration des extraits. M. Boussingault a souvent rencontré, dans ses voyages en Amérique, des consommateurs de tasajo qui n'avaient jamais vu un bœuf en vie.

Salage.—Le sel est employé aussi, depuis fort longtemps, à la conservation de la viande et du poisson. L'on coupe habituellement ces matières par tranches, qu'on saupoudre de sel, et qu'on dispose par lits alternatifs, avec des couches minces de sel, dans des pots de grès ou dans des barils ; on ajoute par dessus une dernière couche de sel, et l'on ferme ensuite aussi hermétiquement que possible.

La viande salée ne possède pas la même valeur nutritive que la viande fraîche, et il n'est pas difficile d'en comprendre la raison : la viande fraîche contient beaucoup d'eau ; l'expérience nous apprend qu'elle ne peut retenir dans ses pores une aussi forte proportion d'eau salée ; elle n'en peut guère retenir que la moitié environ. Aussi l'on voit bientôt suinter une partie de son eau naturelle, qui dissout une partie du sel et constitue le liquide connu sous le nom de *saumure*. Mais cette saumure n'est pas simplement de l'eau salée ; elle contient encore en dissolution une partie des substances que la viande cède au bouillon, et auxquelles nous avons attribué une valeur nutritive importante.

Le salage des viandes fraîches produit donc sur elles le même effet que la cuisson lente en présence d'une quantité d'eau un peu considérable, et l'on ne pourrait tirer parti de tous leurs principes utiles qu'en consommant aussi la saumure qui en provient.

. Toutes ces observations sont applicables au poisson salé, dont la valeur, comme aliment, est également inférieure à celle d'une quantité équivalente de poisson frais.

C'est sans doute à cette disparition d'une partie des

principes minéraux et des sucs de la viande et du poisson, qu'il faut attribuer quelques-uns des fâcheux effets qui résultent habituellement de l'usage trop long-temps prolongé de la viande et du poisson salé.

Nous emprunterons à la commission chargée par l'Institut de France d'étudier la valeur alimentaire de la gélatine, le compte-rendu de l'expérience suivante; il paraît de nature à nous offrir un nouvel exemple de l'importance alimentaire des principes que la viande peut ainsi perdre en présence de l'eau.

Un chien, du poids d'environ 6 kilogrammes et demi, recevait tous les jours 250 grammes de viande cuite à grande eau, préalablement dégraissée, puis trempée dans l'eau et fortement pressée entre les mains, pour en faire sortir le plus possible des principes solubles qu'elle pouvait encore retenir. Cet animal perdit, en 43 jours, le quart de son poids. Le 55e jour, sa maigreur était extrême; entièrement épuisé, il put à peine manger le quart de sa ration. Il conservait toutefois encore une certaine vivacité, son poil était luisant, et il ressemblait à un animal recevant une nourriture quotidienne de bonne qualité, mais insuffisante. Plusieurs autres chiens de même taille reçurent pour nourriture, pendant le même temps, un poids de viande crue égal à celui de la viande cuite donnée au premier; cette viande était de très-médiocre qualité, des têtes de moutons. Cependant il n'y eut dans leur santé, au bout de 120 jours, aucun indice de perturbation, et leur poids ne varia pas d'une manière sensible.

Le *fumage* des viandes se combine aussi quelquefois avec le salage, pour en assurer la conservation. Certains pays ont acquis une célébrité dans cette spécialité. Par exemple, le *bœuf fumé de Hambourg* et les *harengs saurs de Hollande* ont joui longtemps d'une haute réputation.

Lorsqu'on pratique en grand le fumage des viandes, on les dépèce, on les sale modérément, puis on les suspend, dans une chambre, exposées à l'action de la fumée de copeaux de chênes très-secs, pendant quatre à cinq semaines. Pendant cette opération, la viande se raffermit et se dessèche, et peut être ensuite conservée assez longtemps, lorsqu'elle est embarillée avec soin.

En petit, cette opération se pratique souvent dans la cheminée des habitations. C'est ainsi qu'en Allemagne, en Hollande, en Lorraine, et dans d'autres pays, on suspend dans les cheminées, enveloppés d'une toile grossière, des morceaux de bœuf, des jambons, des saucissons, des andouilles, etc.

Le *saurage* des harengs est une opération tout-à-fait semblable à la précédente. On suspend les poissons, préalablement salés, dans des espèces de fours ou de cheminées d'une forme spéciale, appelés roussables, où l'on fait un petit feu de menu bois, qu'on ménage de manière à ce qu'il donne peu de flamme et beaucoup de fumée. On soumet les harengs à cette influence jusqu'à ce qu'ils soient entièrement *saurés* (secs et enfumés). Dans des opérations bien conduites, 24 ou 30 heures suffisent pour cette préparation dans laquelle on peut saurer à la fois plusieurs milliers de harengs.

On s'est demandé quel peut-être, dans cette préparation des viandes, le rôle de la fumée comme agent conservateur. Je vais essayer d'en donner en peu de mots l'explication la plus probable : il existe, dans la fumée, un principe particulier, doué au plus haut point de la propriété de conserver la viande, et auquel on a donné, pour cette raison, le nom de *Créosote* (mot qui dérive de deux mots grecs dont l'un signifie *chair*, et l'autre *conserver*.) Lorsqu'on trempe un morceau de viande, pendant une demi-heure, dans de l'eau contenant une petite quantité de cette créosote, et qu'on le met ensuite sécher, il se durcit dans l'espace de huit ou dix jours, prend l'odeur particulière de la bonne viande fumée, et se conserve ensuite parfaitement. La couleur se fonce et passe au rouge brun.

La créosote agit de la même manière sur le poisson.

C'est principalement en coagulant l'albumine de la viande que la créosote en assure la conservation; cette coagulation, en obstruant les pores de la viande, rend la partie intérieure de celle-ci bien moins accessible à l'action décomposante de l'oxygène de l'air. D'ailleurs, c'est par l'albumine et par les principes analogues que commence l'altération de la viande, et ces principes, une fois combinés avec la créosote, résistent énergiquement à l'action de l'air et des autres causes de putréfaction.

Il serait trop long de décrire ici tous les procédés qui ont été proposés, avec plus ou moins de chances de succès, pour obtenir la conservation des viandes ou de leurs principaux éléments nutritifs. Cependant, je ne saurais passer sous silence la préparation du *meat-biscuit* (biscuit-viande) de Gail-Bordeu. C'est surtout au Texas que cette préparation se fait sur une échelle importante, et voici comment on opère : on dépèce des bœufs par morceaux que l'on met dans de grandes chaudières, avec une quantité d'eau suffisante pour recouvrir les morceaux ; on sale modérément et l'on fait bouillir longtemps, de manière à épuiser la viande le plus possible. On sépare ensuite le bouillon, on le dégraisse, puis on le concentre, par évaporation, au point de l'amener à la consistance d'un sirop. On l'incorpore alors avec de la farine de froment, de manière à en former une pâte ferme qu'on étend sous le rouleau ; on découpe cette pâte sous la forme des biscuits d'embarquement ; on les cuit et on les dessèche au four, puis on les emballe ensuite.

Le meat-biscuit est un aliment facile à conserver. La meilleure manière de le consommer consiste à en faire une espèce de soupe avec quinze à vingt fois son poids d'eau, en ajoutant les assaisonnements convenables.

On a évidemment exagéré la valeur nutritive de cette préparation, lorsqu'on a dit que 150 grammes par jour suffisaient pour la nourriture d'un matelot. 150 grammes de meat-biscuit représentent au plus 180 grammes de pain ordinaire et 31 grammes d'extrait sec de bouillon ; d'après M. Payen, cette quantité de matière alimentaire ne représente que le quart de la ration de pain et de viande d'un homme qui travaille.

Expulsion de l'oxygène de l'air. — Nous avons eu l'occasion de rappeler déjà plusieurs fois que l'oxygène de l'air est une des causes les plus actives d'altération des viandes ; on aura donc beaucoup plus de chance de les conserver en les soustrayant le plus tôt possible au contact de l'air. Plusieurs moyens ont été mis en usage pour atteindre ce but. Par exemple, on introduit, dans des intestins préparés, des viandes coupées en petits morceaux et mélangées d'une certaine quantité de matières grasses, et on lie avec soin les deux bouts de l'intestin, de manière à en expulser l'air aussi complètement que possible ; tel est le cas des différentes variétés de saucisses et de saucissons. Les boudins se préparent de la même manière avec le sang des animaux.

La conservation des viandes dans des matières grasses liquides ou solides (huiles, graisses) est une pratique usuelle dans le Languedoc, le Périgord, le

Poitou, la Saintonge et la Guyenne ; ce sont plus particulièrement des ailes ou des cuisses de volaille que l'on conserve ainsi, soit dans l'huile d'olive, soit dans la graisse de ces animaux.

On se fera une idée de la valeur conservatrice des matières grasses pour les substances alimentaires, lorsqu'on saura qu'en 1826, dans les fouilles de Pompéïa, on a trouvé des bouteilles pleines d'olives conservées dans l'huile, et que ces olives étaient encore mangeables après seize siècles de conservation.

Appert proposa, en 1809, pour la conservation de toutes les substances alimentaires, un procédé qui a rendu et rend encore aujourd'hui de très-grands services. Voici, en peu de mots, la description de ce procédé : on enferme, dans des vases en verre, en grès, ou en fer blanc, les matières à conserver ; on achève de remplir avec le liquide qu'on veut interposer, en ayant soin de laisser un petit espace libre pour que ce liquide puisse se dilater, sous l'influence de la chaleur, sans rompre les vases ; l'on ferme ceux-ci à l'aide de bons bouchons de liége assouplis, ou à l'aide d'une soudure à l'étain.

On dispose, dans une chaudière contenant de l'eau, un certain nombre de ces vases ou de ces boîtes, et l'on chauffe graduellement jusqu'à l'ébullition de l'eau : on maintient l'ébullition pendant une demi-heure ou une heure, suivant le volume des vases. Le peu d'oxygène resté libre avec les matières organiques, se combine avec elles, sous l'influence de la chaleur, et ne peut plus agir ensuite pour exciter la fermentation ; d'un autre côté, sous l'influence de la température élevée du bain-marie, la plupart des principes les plus altérables de la viande, comme l'albumine, se trouvent coagulés, et sont devenus presque inaltérables.

Il est préférable, quand on le peut, d'introduire toute bouillante la matière à conserver, par une ouverture laissée libre; de fermer ensuite cette ouverture comme à l'ordinaire, et de continuer l'opération comme il a été dit plus haut.

M. Fastier a introduit un notable perfectionnement qui consiste à faire usage d'un bain-marie d'eau salée et sucrée, bouillant à 110 degrés, tandis que le bain-marie d'eau simple ne bout qu'à 100 degrés. Il résulte de là qu'il s'établit une véritable ébullition dans les vases conservatoires; la vapeur d'eau qui s'en échappe entraîne avec elle l'air qui se trouve ainsi expulsé; on verse alors dans les vases, tout bouillant, par l'ouverture restée libre, une certaine quantité du liquide qui doit baigner les matières à conserver, puis on ferme hermétiquement cette ouverture, en soudant à l'étain une petite rondelle de fer blanc.

Les matières ainsi préparées peuvent être conservées pendant plusieurs années.

Il ne peut entrer dans notre plan de parler d'une foule d'autres procédés de conservation des chairs par des substances vénéneuses, attendu que les matières ainsi conservées ne sont plus susceptibles de servir d'aliments, et sont uniquement destinées aux études anatomiques.

Du PAIN. — De sa préparation. — Des altérations spontanées qu'il peut éprouver.

Le pain tient une large place dans le régime alimentaire des peuples civilisés, surtout en Europe, et toutes les questions qui s'y rapportent sont, par cela même, du plus haut intérêt.

Le pain n'est autre chose qu'une pâte de farine de froment ou d'autres *céréales*, pétrie avec soin, mise à lever pendant quelque temps, et cuite au four.

Presque tout le monde a vu faire du pain; cependant, il n'y a qu'un petit nombre de personnes qui se rendent bien compte de ce qui se passe pendant la préparation du pain.

Pour bien comprendre les phénomènes principaux de la *panification*, il est indispensable de connaître les principes constitutifs des farines. Nous prendrons d'abord pour exemple la farine de froment avec laquelle on prépare le meilleur pain. L'on a trouvé dans la farine de froment, par l'analyse chimique, quatre sortes de substances bien distinctes :

1° Des substances *azotées*, offrant plus ou moins d'analogie avec l'albumine du blanc d'œuf, avec la fibrine de la viande, et avec la caséine du lait; le principe analogue à la fibrine est le plus abondant des trois ; il est connu sous le nom de *Gluten*.

2° Des substances non azotées ayant entre elles beaucoup d'analogie, et susceptibles de se transformer les unes dans les autres ; telles sont l'*amidon*, qui est le principe dominant des farines ordinaires ; la *dextrine*, espèce d'amidon qui peut se dissoudre dans l'eau ; une petite quantité de matière sucrée ; enfin, une matière difficile à désagréger et à digérer, qu'on a désignée sous le nom de *cellulose*.

3° Des matières grasses et une petite quantité d'une huile essentielle particulière.

4° Enfin des substances minérales diverses qui constituent les cendres de la farine.

Pour isoler le gluten de la farine, on prend une certaine quantité de celle-ci, 40 ou 50 grammes, par exemple ; on la mouille et on la pétrit avec 20 ou 25 grammes d'eau, de manière à en former une pâte consistante, qu'on laisse en repos pendant une demi-heure ou trois quarts d'heure. On malaxe ensuite cette pâte sous un mince filet d'eau froide, jusqu'à ce que l'eau ne blanchisse plus. Il reste alors dans la main une substance molle, très-élastique, susceptible de s'étirer avant de se rompre, c'est le gluten. La matière blanche pulvérulente que l'eau a entraînée pendant cette opération est de l'amidon presque pur. Si l'on fait bouillir, après l'avoir filtrée, la première eau de lavage, il s'y forme une espèce d'écume semblable à celle que donnerait un peu de blanc d'œuf délayé dans beaucoup d'eau ; cette écume est l'albumine de la farine, coagulée par la chaleur. La dextrine et la matière sucrée restent dans l'eau de lavage.

La première opération que l'on exécute, dans la préparation du pain, est connue sous le nom de *pétrissage*. Cette opération consiste à former une pâte homogène avec la farine, en y ajoutant une quantité d'eau tiède qui varie depuis 50 jusqu'à 70 pour 100 du poids de celle-ci. La proportion d'eau ainsi absorbée dépend un peu de la qualité de la farine, et surtout de l'humidité qu'elle renferme déjà. (Cette quantité d'humidité est habituellement comprise entre 11 et 18 p. 100).

La pâte que l'on forme ainsi par le pétrissage est d'autant plus liante, d'autant plus élastique, que la farine contient une plus forte proportion de gluten; nous savons, en effet, que cette substance, lorsqu'elle est fraîchement extraite de la farine, et encore humide, jouit de la propriété remarquable de pouvoir s'étirer, de pouvoir s'étendre comme une membrane. Cette propriété, elle la communique à la pâte que l'on prépare pour faire le pain.

On délaie, dans la pâte, une matière propre à la faire *lever*, et qui, pour cette raison, porte le nom de *levain*. Ce levain, ou ferment, est tantôt de la pâte provenant d'une opération précédente, et qu'on a abandonnée pendant quelques jours à elle-même, tantôt de la *levûre de bière*. Lorsqu'on fait usage de cette dernière substance, on la mêle dans la proportion d'environ 250 grammes (une demi-livre) pour 100 kilogrammes (200 livres) de farine.

Voici maintenant ce qui se passe pendant la *fermentation* de la pâte : nous venons de voir qu'il existe, dans la farine, une petite quantité de matière sucrée; or, toutes les fois que l'on met en contact avec de l'eau et du sucre une petite quantité de levure de bière, à une température comprise entre 12 et 25 degrés, il s'établit toujours, dans l'espace de quelques heures, une fermentation analogue à celle que nous voyons se produire naturellement dans le jus des pommes ou du raisin. La matière sucrée change de nature. Il se produit, à ses dépens, une petite quantité d'alcool (esprit de vin) et du gaz acide carbonique; celui-ci tend à se dégager de la pâte, mais il y est retenu par la viscosité du gluten; il soulève alors la pâte, en un mot, il la fait *lever*. Le levain formé par la pâte d'une opération précédente agit absolument de la même manière.

Si cette fermentation durait trop longtemps, la pâte serait trop distendue et difficile à manier ; le gluten lui-même finirait par s'altérer et perdrait de sa ténacité.

Lorsque cette fermentation a fait lever convenablement la pâte, on divise cette dernière en morceaux ou *pâtons* d'un volume et d'un poids déterminés, en se réglant sur ce résultat d'expérience que, pour avoir 100 de pain, il faut prendre 116 à 117 de pâte. On donne à ces pâtons la forme voulue par les exigences locales, en les mettant dans des corbeilles de forme convenable, habituellement doublées de toile, et préalablement saupoudrées de farine ou de petit son.

La fermentation continue encore dans les corbeilles. Lorsqu'on juge que les pâtons sont levés à point, on les renverse sur une pelle plate et on les *enfourne* pour les cuire.

La température des fours destinés à la *cuisson* du pain est ordinairement comprise entre 250 et 300 degrés. Voici ce qui s'y passe : la chaleur dilate les bulles de gaz retenues dans la pâte et la fait gonfler encore : une partie de l'eau qui avait été ajoutée pour le pétrissage se volatilise et *soulage* encore la pâte. — La surface extérieure, en se solidifiant, assure la permanence de cet état spongieux dans le pain. Cette surface éprouve alors une espèce de caramélisation qui donne à la croûte du pain une couleur orangée plus ou moins brune. La croûte devient plus unie, la coloration est plus intense, lorsqu'on mouille la surface de la pâte avec une plume trempée dans l'eau, au moment de l'enfourner ; elle est, au contraire, plus pâle si, en la mettant dans les corbeilles, on l'a saupoudrée d'une couche de farine un peu considérable.

Quelle que soit, d'ailleurs, la température du four,

le pain n'acquiert pas, au-dessous de la croûte, une température supérieure à 100 degrés. La croûte, au contraire, se trouve portée à 200 ou 210 degrés. Par suite de cette température élevée, une partie de l'amidon de cette croûte se trouve modifiée et transformée en dextrine (amidon soluble.) Aussi la croûte du pain contient-elle plus de parties solubles dans l'eau que la mie.

La quantité de pain que l'on peut obtenir avec un poids donné de farine dépend de la qualité du blé, des manipulations auxquelles la pâte a été soumise, de la forme et des dimensions données aux pains, et enfin de leur degré de cuisson. Cette quantité varie depuis 130 jusqu'à 145 kilogrammes de pain pour 100 kilogrammes de farine.

Le rapport de la mie à la croûte varie aussi un peu ; habituellement, la croûte constitue de 15 à 18 pour cent du poids du pain, et, par suite, la mie de 82 à 85 pour cent.

La mie contient de 43 à 50 p. 100 d'eau ; la croûte, de 15 à 18 p. 100 ; le tout ensemble, de 40 à 43 p. 100.

La fabrication du pain est, en général, conduite avec plus de soin et de régularité à la ville que dans les campagnes. C'est dans les soins apportés à la fermentation, surtout, qu'il faut chercher la principale cause de cette différence. Chez les boulangers qui font cuire plusieurs fournées par jour, le levain est renouvelé très-fréquemment, et n'a pas le temps de devenir acide ; à la campagne, au contraire, les levains sont gardés pendant six, huit et même dix jours ; la fermentation qu'ils éprouvent change de nature et donne des produits acides. Ces levains ont alors acquis la propriété d'exciter plus facilement dans toute la pâte ce genre particulier de fermentation. Sous l'influence de cette acidité,

lé gluten perd en partie son extensibilité et son élasticité. La fermentation produit alors peu de gaz, et
celui qui se produit s'échappe plus facilement, dans une
pâte peu consistante. Il en résulte un pain *plus mat*,
bis, doué d'une saveur un peu aigre, sujet à éprouver
beaucoup plus facilement l'altération connue sous le
nom de moisissure. On admet généralement, dans les
campagnes, que ce pain mat est plus nourrissant, parce
qu'on en consomme moins, et l'on pense y trouver une
économie. Si l'on y regardait de bien près, l'on recon-
naîtrait certainement que la moindre consommation
provient de ce qu'on le trouve moins agréable, et plus
indigeste. Quant à l'économie, c'est par la quantité de
travail produite par le consommateur qu'il faut la constater, et il nous paraît fort douteux que l'on puisse
donner gain de cause à l'opinion que nous venons de
rappeler. Il est bien entendu que nous n'entendons
comparer ici que le pain fait avec une même qualité de
farine ; car les conditions ne seraient plus égales, si
nous prenions, d'un côté, la bonne farine de froment,
et, de l'autre, les farines provenant de froment de qualité inférieure, mélangées quelquefois de farines de
seigle, d'orge, de maïs et de sarrazin. Ces dernières,
dépourvues de gluten, ajoutent un obstacle de plus à la
levée de la pâte, et il en résulte un pain encore plus bis
et plus lourd.

Le pain de seconde qualité des boulangers est moins
riche en gluten que le pain de première qualité, et il
ne se *trempe* pas tout-à-fait aussi vite ni aussi complè-
lement, dans la préparation des soupes usuelles.

Le pain que l'on donne aux troupes, et qui est
connu sous le nom de *pain de munition,* s'est préparé
depuis longtemps en France avec de la farine de pur
froment, blutée à 15 pour 100. Ce pain retient à la

cuisson de 3 à 5 pour 100 d'eau de plus que le pain blanc ordinaire, et se maintient plus longtemps frais. La mie en est légèrement bise et la croûte épaisse, et comme il se trempe beaucoup moins bien que le pain blanc, il entre ordinairement une certaine quantité de ce dernier pour la soupe, dans le régime alimentaire du soldat français.

On commence maintenant à bluter à 20 pour 100, et à mieux nettoyer le blé destiné à l'alimentation des troupes, et il en résulte du pain comparable, par la nuance, à celui de seconde qualité des boulangers civils, mais plus nourrissant.

Pains à café. — On les prépare habituellement avec de belles farines, surtout avec des farines riches en gluten. On travaille plus longtemps la pâte, on lui fait absorber plus d'eau pour l'alléger davantage. On augmente aussi la dose de levure, afin que la fermentation soit plus active, développe plus de gaz acide carbonique, et par suite laisse dans le pain, après la cuisson, des vides, des *yeux* plus nombreux. La mie de ce pain devient tellement spongieuse qu'elle absorbe à l'instant les liquides chauds, et notamment le café au lait.

Pains de gruaux. — L'on consomme quelquefois comme pain de table, chez les gens riches et chez les grands restaurateurs des villes populeuses, une espèce de petits pains beaucoup plus blancs que le pain ordinaire, et qui portent le nom de pains de gruaux, parce qu'on emploie, pour les confectionner, la farine spéciale dite de gruaux blancs. Les pains de gruaux contiennent plus de gluten, mais moins de phosphates, de matières grasses et de substances azotées non extensibles et élastiques que les pains préparés avec les fa-

rines ordinaires, et surtout que les pains de munition.
On fabrique aussi quelquefois ces petits pains avec la
belle farine blanche ordinaire, à laquelle on ajoute de
18 à 25 pour 100 de gluten humide provenant des
amidonneries.

Pains de gluten.—Nous avons déjà eu précédemment
l'occasion de signaler la transformation remarquable
de l'amidon, de la fécule et des substances analogues
en matière sucrée, sous l'influence de certains agents ;
or, il existe une maladie connue sous le nom de *diabète
sucré,* dans laquelle les aliments *féculents* ou *amylacés,*
pomme de terre, pain, riz, etc., se transforment en
sucre qui est expulsé abondamment par les urines.

On est parvenu à combattre cette maladie en ex-
cluant de l'alimentation des individus qui en sont atteints
l'amidon, la fécule et le sucre. Mais comme il est nécessaire de faire durer ce régime assez longtemps, on
a cherché à prévenir le dégoût que ne tarde pas à
inspirer une alimentation de laquelle sont exclus le
pain et les matières analogues, en préparant une espèce de pain avec du gluten dépouillé le plus possible,
par des lavages, de l'amidon et des parties solubles de
la farine.

Lorsqu'on prépare du pain de gluten de la même
manière que le pain ordinaire, le gluten se boursoufle
énormément au four, et il en résulte un pain excessi-
vement léger, friable, sec, désagréable à manger, dont
les malades se dégoûtent assez vite. M. Martin, de
Grenelle, est parvenu à vaincre cette difficulté en
soumettant le gluten humide et divisé à une dessiccation préalable, dans une étuve portée à 100 degrés.
On réduit en farine ce gluten desséché, puis on l'emploie à la manière des farines ordinaires. Il en résulte

alors un pain qui diffère peu, par sa consistance, de certains pains de fantaisie.

Pain de son.—On fabrique, en Angleterre, pour la classe aisée, une sorte de pain formé d'un mélange de farine de blé et de cinq à dix pour cent de son ; la couleur de sa croûte est foncée, celle de la mie est bise. On attribue à ce pain une qualité rafraîchissante particulière, qui a paru assez bien constatée pour qu'un certain nombre de médecins français aient cru pouvoir en conseiller l'emploi. Nous verrons, par la suite, que le son doit activer ici la digestion de l'amidon du pain.

Biscuit d'embarquement.— On donne ce nom à une sorte de pain façonné sous forme de galettes circulaires ou carrées, desséchées à l'étuve ou au four, de façon à diminuer les chances d'altération qu'elles pourraient éprouver à bord des navires. Le biscuit d'embarquement est généralement préparé avec de bonne farine blanche de froment. On pétrit cette farine comme pour la préparation du pain ordinaire, avec cette différence, toutefois, qu'on ajoute beaucoup moins d'eau, afin que la pâte lève moins, reste plus ferme, et se colore moins à la cuisson, par suite du temps moins considérable nécessaire pour cette cuisson.

Lorsque la pâte a subi une fermentation convenable, on l'étend avec le rouleau, sur des tables saupoudrées de farine, puis on la découpe en galettes de même grandeur. On enfourne ensuite celles-ci, après les avoir percées de trous pour faciliter le dégagement de l'eau et empêcher la pâte de se boursoufler au four. Dans les grands établissements consacrés à cette fabrication, il existe des appareils qui pétrissent, d'autres qui laminent, découpent et percent la pâte.

Altération spontanée du pain.

Le pain préparé dans les campagnes, à raison de l'acidité naturelle que lui fait contracter le vieux levain, et à raison du temps pendant lequel on le conserve, est sujet à se recouvrir de moisissures qui le rendent parfois insalubre. Il est rare que pareille chose arrive dans les villes, où la provision de pain se renouvelle fréquemment, et où la fabrication se fait dans de meilleures conditions.

Quelquefois, cependant, il arrive que, du jour au lendemain, le pain se couvre d'une matière rougeâtre qui se développe avec une effrayante rapidité et lui communique une odeur nauséabonde. L'usage trop longtemps prolongé d'un pareil pain ne serait probablement pas sans inconvénient pour la santé des consommateurs. Un fait de ce genre s'est produit sur une très-grande échelle, en 1842 et 1843, sur le pain de munition des troupes du camp de Paris. L'élévation de la température et l'humidité de l'atmosphère ont pu contribuer à la rapide propagation de cette singulière *végétation*; mais la cause devait résider ailleurs. Cette altération a été signalée plusieurs fois, mais sur une moins vaste échelle, dans diverses localités. La cause n'en est pas encore parfaitement connue, mais on pense que cette altération ne se produit pas lorsqu'on emploie des farines irréprochables, provenant de blés bien secs et bien conservés, et que la fabrication du pain se fait dans de bonnes conditions. Cette altération paraît, d'ailleurs, très-contagieuse, tellement que si l'on empile pêle-mêle des pains altérés et des pains non altérés, ces derniers contractent rapidement la maladie, surtout si l'air est chaud et humide.

Pareille chose se produit en semant sur du pain normal une petite quantité de cette poussière rouge, qui paraît exister dans le blé lui-même, dans la pellicule qui enveloppe la farine.

Une commission chargée par le ministre de la guerre de chercher les moyens de remédier à ce fléau, a reconnu qu'on est à peu près sûr de prévenir et d'éviter l'altération, en diminuant de 10 pour 100 la proportion d'eau engagée dans le pain, en diminuant la quantité de remoulage dont on saupoudre les pâtons, lorsqu'on les met dans les corbeilles et lorsqu'on enfourne ; en portant de 200 grammes à 400 grammes la dose de sel habituellement ajoutée à chaque quintal métrique de farine, dans les manutentions militaires ; enfin, pour plus de sûreté, en faisant faire les distributions plus tôt, afin qu'il s'écoule moins de temps entre la préparation et la consommation.

Le biscuit d'embarquement, malgré la dessiccation qu'on lui fait subir, s'altère aussi pendant les voyages de long cours, surtout sous l'influence de la chaleur. Il s'y développe des larves de certaines mouches, qui en détruisent quelquefois une proportion notable. Aussi les marins ont-ils soin habituellement, lorsqu'ils rompent leur biscuit, d'en frapper les morceaux contre une table ou contre un meuble, afin d'en faire tomber ces larves, autant qu'il est possible. Cependant, il en reste toujours quelques-unes, et il ne paraît pas qu'elles aient, jusqu'à présent, exercé une influence fâcheuse sur la santé des consommateurs.

Composition du grain des CÉRÉALES.

La farine de froment est, de toutes les farines employées pour la fabrication du pain, la plus estimée, celle dont on consent à donner le plus haut prix ; aussi ne devons nous pas être étonné qu'à raison même de ce prix élevé, elle ait été souvent l'objet de fraudes coupables, surtout dans les années de cherté des subsistances.

Pour mieux comprendre les moyens que l'on a proposés pour découvrir ces fraudes, il est nécessaire de préciser, mieux que nous ne l'avons fait, la nature et les proportions des principes constitutifs des bonnes farines.

La composition moyenne du blé, déduite d'analyses faites sur un très-grand nombre de variétés, peut être représentée de la manière suivante :

Sur 100 parties en poids, il s'y trouve :

Amidon. 59,7

Albumine. . . . . . . 1,8) Total
Gluten { Fibrine. . } des
{ Caséine. . } 12,8 { matières
{ Glutine. . } azotées. . 14,6

Dextrine, avec un peu de matière sucrée. . 7,2
Matières grasses. 1,2
Substances minérales. 1,6
Cellulose. 1,7
Eau. 14,0
──────
100

Certains blés contiennent jusqu'à 20 pour 100 d'eau, tandis que d'autres blés, les blés *durs*, par exemple, n'en contiennent quelquefois pas plus de 8 à 10 pour 100.

La plupart des blés d'origine méridionale sont plus durs, d'un aspect plus corné que ceux du Nord. Comme ils contiennent moins d'eau et une plus forte proportion de principes plastiques (matières azotées) que les blés *tendres*, ils sont plus avantageux et plus recherchés pour la boulangerie. Les blés tendres ou blancs donnent ordinairement à la mouture une farine plus blanche, mais cette farine contient, souvent, un quart, et même quelquefois un tiers de moins de gluten.

L'analyse des autres céréales habituellement employées à la nourriture de l'homme a donné les résultats suivants, sur 100 parties en poids :

	Seigle.	Orge d'hiv.	Avoine.	Maïs.	Riz.
Amidon	57,5	54,9	53,6	58,4	75,1
Substances azotées.	9,0	13,4	11,9	12,8	7,5
Dextrine et matière sucrée. .	10,0	8,8	7,9	1,5	0,9
Matière grasse.	2,0	2,8	5,5	7,0	0,9
Cellulose.	3,0	2,6	4,1	1,5	0,5
Substances minérales.	1,9	4,5	3,0	1,1	0,5
Eau	16,6	13,0	14,0	17,7	14,6

Le maïs présente cette particularité, que la matière grasse qu'il contient est une huile assez fluide, et que la presque totalité de sa matière azotée se compose d'albumine.

La proportion de farine fournie par les diverses graines céréales dépend : 1º de la nature et de la qualité du grain ;

2º De la manière de le moudre.

Elle a été évaluée, par divers observateurs, à des

nombres qui varient entre 70 et 85 pour 100 pour le blé.

La qualité de la farine est assez variable, suivant la variété du grain dont elle provient ; elle peut aussi renfermer plus ou moins d'humidité, de gluten, de substances ligneuses provenant de l'écorce du grain, selon que ce dernier et son enveloppe se laisseront triturer avec plus ou moins de facilité. Cependant ces variations sont circonscrites dans des limites parfaitement connues.

D'après M. Millon, le minimum de la proportion d'eau contenue dans les farines ordinaires, est compris entre 13 et 14 p. cent. Le maximum, année moyenne, ne doit pas dépasser 18 p. cent. Lorsqu'on atteint 20 ou 25 p. cent, cela provient, ou de ce que la récolte du blé a été mal faite, par un temps pluvieux, ou d'une addition frauduleuse.

Pendant la mouture des blés un peu humides, il s'opère une légère déshydration, qui ne porte alors que sur la farine, tandis que le son présente sur cette dernière un léger excès d'humidité. Lorsqu'au contraire le son et la farine sortant de la bluterie proviennent d'un blé normalement sec, ils ne contiennent pas plus d'eau l'un que l'autre. On trouve, dans cette remarque due à M. Millon, un moyen de contrôle assez délicat, qui peut avoir son importance dans la meunerie.

Composition du SON de froment, sa valeur comme substance alimentaire.

M. Boussingault avait annoncé que le son contient plus de principes plastiques que la farine, et doit, par conséquent, être une substance très-nutritive, ce que l'expérience avait constaté depuis longtemps, avant de connaître la nature des principes dont il est composé.

Cet illustre savant avait trouvé, dans un blé contenant 14, 3 p. 100 de matière azotée, que la farine blutée qui en provenait contenait seulement 13, 4 p. 100 de matière azotée; tandis que le son en renfermait 20 p. 100. Il avait trouvé de même que *le son contient beaucoup plus de matières grasses que la farine,* PLUS DU DOUBLE. De nouvelles et nombreuses analyses du son de froment ont été faites depuis, et elles ont confirmé celles du savant agronome.

Le son d'un blé tendre, dont la farine ne contenait que 12, 5 p. 100 de matières azotées, a donné, sur cent parties :

Amidon, dextrine et matière sucrée . 52, 2
Matières azotées. 14, 9
Matières grasses. 3, 6
Cellulose. 9, 7
Substances minérales. 5, 7
Eau. 13, 9

Les matières azotées que le son renferme ne sont pas de même nature que celles de la farine ; il s'y trouve beaucoup moins de glutine et une beaucoup plus forte proportion des autres matières azotées (albumine, fibrine et caséine). En remoulant et blutant quatre fois de suite du son contenant 13 p. 100 de substances azotées, on a augmenté, dans le son provenant de la dernière opération, la proportion de matière ligneuse non digestible, mais la proportion de matière azotée s'est élevée de 13 à 16 p. 100. Le résultat que nous venons de signaler semble prouver que cette matière azotée doit se trouver beaucoup plus abondante qu'ailleurs dans la partie de la graine située sous la pellicule épidermique, et que, *loin d'accroître la valeur nutritive d'une farine par la séparation d'une forte proportion de son, on la prive, au contraire, de la partie la plus riche en matière alimentaire susceptible de produire de la chair et du sang.*

En extrayant du blé par le blutage, 15 ou 20, et même 25 p. 100 de son, au lieu de 2 ou 3 p. 100 de matière indigestible qu'il renferme, *c'est donc absolument comme si l'on diminuait* de 12 à 20 p. 100 le produit des récoltes de froment ; c'est-à-dire que l'emploi de la majeure partie des remoulages et des recoupettes à la nourriture des hommes suffirait, dans beaucoup de cas, pour parer à l'insuffisance habituelle des récoltes, dans des années comme celles que nous venons de traverser.

L'usage du pain de son, recommandé aux estomacs fatigués, prescrit souvent aujourd'hui contre la constipation habituelle et la disposition aux congestions cérébrales, semble prouver aussi que le haut blutage est plutôt une question de luxe qu'un moyen de fournir une *meilleure* nourriture.

Ce que nous venons de dire à l'égard du son de froment, nous pourrions le répéter à l'occasion du son de seigle, qui contient également une plus forte proportion de matières azotées que la farine de cette céréale.

M. Mouriès vient de signaler l'existence, dans le son, d'un principe particulier, jouissant à un haut degré de la propriété de rendre l'amidon soluble, et, par suite, d'en faciliter et d'en activer la digestion. Un exemple va faire comprendre l'énergie d'effet de cette substance remarquable : si l'on divise en deux parties égales une quantité donnée d'empois chauffé à 40 ou 45 degrés, que l'on ajoute à la première de l'eau de son préparée à tiède, et à la seconde le même volume d'eau pure, on verra disparaître assez rapidement la première partie d'empois, tandis que la seconde n'éprouvera pas de changement sensible ; l'eau iodée colorera en pourpre le premier liquide, tandis qu'elle communiquera au second une couleur bleue.

L'eau de son agirait de la même manière sur le pain.

Reste maintenant le moyen de faire rompre d'anciennes habitudes et de convaincre les masses que le pain de farine non blutée ou très-peu blutée, est plus nutritif et plus sain que le pain blanc ordinaire. Il ne suffirait sans doute pas de citer l'expérience de M. Magendie, qui a montré, il y a longtemps déjà, qu'un chien mangeant à discrétion du pain blanc de pur froment et buvant de l'eau à volonté ne vit pas au delà de cinquante jours, tandis qu'un chien vivant exclusivement de pain bis de munition, contenant beaucoup de son, supporte parfaitement ce régime sans que sa santé en souffre la moindre altération. Il faut laisser au temps et aux exemples le soin de porter la conviction chez les plus incrédules.

M. Millon a rappelé, tout récemment, l'attention publique sur une pratique suivie dans les contrées méridionales et qui me paraît destinée à changer, tôt ou tard, et d'une manière avantageuse, les produits de la mouture de nos céréales. Dans le midi, on a l'habitude de laver les blés et de les sécher ensuite ; on les épure ainsi d'une manière bien plus complète que par les nettoyages les plus énergiques, et l'on en retire des farines plus blanches et plus pures ; le son en est bien plus léger et bien moins abondant. C'est déjà un très-grand avantage ; mais il en résulte, dans la valeur alimentaire de la farine, une amélioration bien plus importante et dont je vais essayer de donner une idée.

La composition chimique du son qui provient du blé récemment lavé et rapidement séché, est toute différente de celle du son ordinaire ; le premier ne contient plus que moitié environ de la proportion de matière grasse et de phosphates contenue dans les sons de blé non lavé. La proportion de substance azotée s'y trouve plus réduite encore, tandis que la proportion relative de substance ligneuse a doublé.

Les sons ordinaires, si riches en matière azotée, peuvent être considérés comme formés de deux pellicules accolées l'une à l'autre. — La pellicule *externe* est une sorte de matière ligneuse inerte, indifférente aux phénomènes de la panification et de l'assimilation. — La pellicule *interne* contient dans son tissu tout cet excès de phosphates, de matière azotée, de substances grasses et d'essence aromatique que l'analyse chimique nous a montrées dans le son obtenu par la mouture ordinaire.

Cette analyse mécanique du son s'effectue d'elle-même, dans la mouture du blé fraîchement lavé ; les différentes parties du grain se détachent successivement, tandis que la mouture ordinaire les confond d'abord et ne les sépare ensuite qu'imparfaitement par le blutage.

C'est dans la pellicule interne du son que résident les ferments signalés par M. Mouriès comme d'énergiques fluidificateurs de l'amidon ; c'est là qu'il faut chercher la cause du goût agréable des pains fabriqués avec les bonnes farines bises, la cause du plus grand rendement de celles-ci au pétrin, la cause principale de la plus grande valeur nutritive du bon pain bis, constatée par les expériences de M. Magendie.

En désagrégeant l'amidon, en gonflant ses granules, le principe actif du son y incorpore plus d'eau, d'où il résulte un rendement plus considérable en pain. La fluidification partielle de l'amidon le prépare à l'absorption des vaisseaux de l'intestin, d'où il résulte une assimilation plus facile, et une sensation particulière de l'estomac satisfait.

Dans la longue durée de la cuisson du pain de ménage, cette modification de l'amidon s'effectue dans une plus grande proportion, sous l'influence prolongée d'une température voisine de 100 degrés, et contribue aussi à rendre plus nourrissant le pain de ménage bien fait.

M. Millon rapporte que, lorsqu'il fit panifier pour la première fois, à Lille, des farines provenant de la mouture immédiate de blés lavés, on l'accusa d'en avoir augmenté la saveur par des moyens artificiels, et d'y avoir ajouté du sucre.

On parvient, par cette méthode du trempage, à obtenir des blés durs 88 à 90 de farine plus nutritive que les 75 ou 80 qu'on tire ordinairement des mêmes grains.

C'est par des manipulations de ce genre que les Arabes de l'Algérie préparent leur *couscouss* ou *couscoussou*.

La préparation en est fort simple; le blé est d'abord complètement mouillé, puis mis en tas au soleil et recouvert d'étoffes très-humides.

Au bout de deux ou trois heures, le grain étant gonflé, on le découvre, puis on l'étend au soleil, en couche mince, il se dessèche alors et éprouve un retrait notable. Par suite de ces variations de volume, la pellicule superficielle devient moins adhérente; on la détache facilement en passant le grain entre deux meules assez écartées pour le concasser en morceaux sans le réduire en farine.

On tamise ces morceaux dans un tamis fin, pour séparer la farine qui a pu se produire; puis, à l'aide d'un tamis plus gros et d'un vannage, on élimine les pellicules épidermiques.

Ce gruau ou grain concassé se conserve mieux que la farine, et sert à confectionner diverses préparations alimentaires.

J'insistais, il n'y a qu'un instant, sur la possibilité d'incorporer plus d'eau dans l'amidon de la farine, et d'en obtenir un rendement plus considérable en pain, en facilitant l'hydratation et la désagrégation d'une partie des granules amylacés, sous l'influence du principe actif contenu dans la pellicule interne du son. On a cherché, depuis plusieurs années déjà, à obtenir le même résultat, c'est-à-dire à obtenir un rendement en pain supérieur de 5 à 10 p. 100 au rendement ordinaire, par des manœuvres particulières que nous pouvons maintenant parfaitement comprendre.

Si l'on délaie dans l'eau du riz concassé, de la fécule, ou tout simplement de la farine, dans la proportion d'environ 6 p. 100 du poids de l'eau; qu'on maintienne l'ébullition jusqu'à ce que le mélange forme un empois fluide et homogène, et qu'après avoir laissé refroidir jusqu'à 25 ou 30 degrés cet empois délayé, on s'en serve pour le pétrissage, sans rien changer d'ailleurs aux autres manipulations ordinaires, on observe que le pétrissage est un peu plus long et plus difficile. On obtient cependant, à la fin, une pâte de consistance ordinaire, mais contenant plus d'eau que la pâte préparée simplement avec de l'eau pure. Après la cuisson, le pain retient encore 6 ou 7 p. 100 d'eau de plus que le pain ordinaire.

Ce rendement plus considérable est une fraude réelle, car elle n'a pas augmenté la proportion des substances alimentaires contenues dans le pain, et le prix de celui-ci devrait être réduit dans la même proportion.

Cette fraude est facile à reconnaître, en desséchant aussi complètement que possible, à une température de 110 à 120 degrés, un poids connu de pain. S'il s'agit du pain blanc de première qualité, qui ne doit abandonner par la dessication que 34 à 36 p. 100 d'eau, on en trouvera de 42 à 44 p. 100, si le pain a été soumis aux manipulations dont nous venons de parler.

Essai des Farines.

On s'est préoccupé, depuis longtemps, des moyens propres à faire reconnaître, sans trop de difficulté, la qualité des farines et leur pureté. Une foule de procédés ont été proposés, avec plus ou moins de succès, pour résoudre cette importante question. Je me bornerai à donner une idée de quelques-uns de ces procédés les moins compliqués.

Détermination du gluten. — Comme le gluten est le principe nutritif le plus important des farines (1), on se trouve naturellement conduit à évaluer la qualité des farines d'après leur richesse en gluten. Voici comment on peut effectuer, avec quelque précision, cette détermination de la proportion de gluten d'une farine :

(1) Dans les expériences faites par la commission de la gélatine de l'Institut de France, on a nourri des chiens pendant 90 jours, sans interruption, avec du *gluten* de froment, que ces animaux mangeaient cru, sans répugnance ; et il n'en est résulté aucune perturbation dans leur santé.

On prend 25 grammes de la farine à essayer, on la mouille et on la pétrit, peu à peu, avec 12 à 15 grammes d'eau, de manière à former une pâte consistante. On laisse en repos cette pâte pendant 25 ou 30 minutes, en été, pendant 50 ou 60 minutes en hiver, puis on la malaxe sous un mince filet d'eau froide, jusqu'à ce que le gluten, rassemblé en masse souple et élastique, ne cède plus rien à l'eau qui doit alors rester claire.

On dessèche ensuite le gluten avec précaution, après l'avoir étalé en plaque mince, et on le pèse : 25 grammes de bonne farine doivent donner de 3 à 4 grammes de gluten sec.

L'examen attentif du gluten encore humide peut aussi fournir aux personnes exercées d'utiles indications. Par exemple, on peut y reconnaître la présence d'une certaine quantité de son, dont l'aspect suffit quelquefois pour faire découvrir l'introduction de farines étrangères. L'aspect et la couleur du gluten, ainsi que son odeur, fournissent également d'utiles renseignements, comme nous le verrons par la suite.

Détermination de l'azote. — On admet généralement, aujourd'hui, que la valeur nutritive des farines est proportionnelle à leur richesse en matières azotées ; comme nous savons aussi que les diverses substances azotées contenues dans les farines (gluten, albumine et caséine végétales) ont la même composition chimique (1), il en résulte que le *dosage* de l'azote qu'elles renferment pourra servir de mesure de leur richesse en matières

---

(1) Voyez page 17.

azotées. L'expérience nous apprend qu'en multipliant par le nombre 6,3 le poids d'azote obtenu par l'analyse, on obtiendra le poids total des substances azotées contenues dans les farines.

Rendons ceci plus facile à comprendre par des exemples : supposons que l'on ait soumis à l'analyse deux échantillons de farine ; que, dans la première, on ait trouvé 1,75 pour 100 d'azote, et dans la deuxième 3 pour 100 ; la proportion de matière azotée contenue dans la première s'obtiendra en multipliant 1,75 par 6,3, ce qui donne 11 pour 100 ; on trouverait de même, pour la richesse de la seconde, 3 multiplié par 6,3, ou 18,9 de matière azotée.

En parlant de la fabrication du pain, j'ai signalé la fâcheuse influence de l'acidité des levains, qui diminue beaucoup la tenacité du gluten. Si la proportion d'acide et la quantité d'eau étaient plus considérables, le gluten pourrait même être *entièrement fluidifié*. On a proposé un moyen d'essai pratique des farines basé sur cette solubilité du gluten dans certaines liqueurs acides. On traite un poids connu de farine par de l'*acide acétique* (vinaigre purifié) étendu d'eau. Le gluten, l'albumine, et, en général, la presque totalité des matières azotées entrent en dissolution, tandis que l'amidon reste inattaqué.

On juge de la richesse de la farine par la *densité* de la liqueur ainsi obtenue.

On est parvenu à donner à ce procédé une assez grande précision pour en pouvoir déduire, à moins de un pour cent, la quantité de pain que peut rendre la farine essayée, pourvu toutefois que celle-ci soit d'assez bonne qualité.

Conservation, altérations spontanées des Farines.

Pour assurer la conservation des farines, surtout pendant la durée des longs transports, il est indispensable de réduire à 5 ou 6 p. 100, par une dessiccation à l'étuve, la proportion d'eau qu'elles contiennent habituellement, et de prévenir une nouvelle absorption d'humidité par un embarrillage fait avec soin, dans des tonneaux bien joints et bien cerclés.

Cette dessiccation, cet *étuvage* des farines demande à être fait avec une certaine précaution. Si, lorsque la farine est encore très-humide, on la chauffait brusquement à une température de 90 à 100 degrés, une partie de l'amidon pourrait s'agglutiner et se pelotonner ; le gluten perdrait en partie ses propriétés élastiques, et cette farine donnerait un pain mat et de consistance irrégulière ; au contraire, si l'on soumet la farine, dans l'étuve, à l'action desséchante d'un courant d'air porté graduellement à 50, 60, 100 degrés, et même quelques degrés au-dessus, on n'a pas à craindre l'inconvénient qui vient d'être signalé.

Lorsque les farines ont absorbé trop d'humidité, ce qui arrive toujours lorsqu'elles sont conservées dans des magasins qui ne sont pas assez secs, il se forme, au dépens de leurs éléments, de l'*acide acétique* (acide du vinaigre) et de l'*acide lactique* (acide du lait) qui rendent le gluten soluble dans l'eau, lui font perdre son élasticité et nuisent par conséquent beaucoup à la panification. La pâte devient trop molle, difficile à travailler ; le pain est plus mat et moins blanc.

Cet inconvénient se présente souvent dans les farines

étuvées, lorsqu'on les emmagasine dans un lieu humide ; elles augmentent alors très-rapidement de poids ; et cette augmentation atteint et dépasse même souvent 12 ou 15 pour 100. Bientôt après elles s'échauffent, se pelotonnent et se gâtent.

Les farines altérées ont généralement une odeur et un aspect différents de l'odeur et de l'aspect des bonnes farines. Le plus souvent elles sont aigres, par suite de la formation des acides dont nous venons de parler ; quelquefois elles ont une odeur putride, et alors elles peuvent donner lieu à des accidents graves chez les consommateurs. Si l'on traite par une solution de potasse caustique, ces dernières farines, ou le pain qui en provient, il se développe à l'instant une odeur *ammoniacale* très-intense et désagréable, qu'on n'obtient pas, dans les mêmes conditions, avec les farines de bonne qualité, ni avec le pain qui en provient.

Cette altération des farines, sous l'influence de l'humidité, favorise singulièrement le développement des sporules des champignons microscopiques qui, plus tard, envahissent abondamment le pain.

Lorsqu'on cherche à isoler, par les moyens ordinaires, le gluten de ces farines avariées, il est presque impossible de le rassembler ; il s'échappe, en petits lambeaux, entre les doigts de l'opérateur.

Le gluten des farines peut encore être altéré pendant la mouture, par suite de la trop grande vitesse des meules ; mais cette altération est moins profonde. La farine contracte alors une odeur particulière, connue sous le nom d'odeur de *pierre à fusil*, parce qu'elle ressemble à celle qui se développe lorsqu'on frotte fortement l'un contre l'autre deux morceaux de silex.

Lorsque le gluten des farines a perdu son élasticité, et que, par suite des altérations qu'il a éprouvées, il

est devenu en partie soluble dans l'eau, plusieurs substances peuvent lui restituer partiellement ses propriétés primitives en se combinant avec lui ; tels sont l'*alun*
et le *sulfate de cuivre.*

La proportion d'alun qu'on ajoute quelquefois, en
pareille circonstance, est comprise entre 3 et 6 millièmes du poids de la farine avariée. Il en résulte un
pain très-blanc, élastique, ferme et sec.

Cet emploi de l'alun, très-rare en France, est très-
fréquent à Londres. Il paraît que les boulangers de
cette ville, obligés de fournir un pain plus blanc que ne
le comporte la qualité des farines du pays et celle des
farines importées d'Amérique, font un usage constant
de l'alun dans la préparation du pain. Ce pain aluné
est d'une digestion difficile, d'abord par suite de l'action de l'alun sur les membranes internes de l'estomac,
et ensuite parce qu'il s'y forme du phosphate d'alumine
presque insoluble dans les dissolvants habituels de
l'organisme. *En un mot, cette addition d'alun est dan-*
gereuse pour la santé publique.

Il y a un certain nombre d'années, les boulangers de
Londres en mirent une telle quantité dans leurs farines,
qu'il en résulta de nombreux accidents, malgré la petite quantité de pain que mangent habituellement les
Anglais. On a signalé aussi, à Paris, des accidents de
ce genre.

Pour constater la présence de l'alun dans les farines
ou dans le pain, on en prend 100 grammes que l'on
fait macérer pendant cinq ou six heures dans de l'eau
distillée chaude, en ayant soin d'agiter souvent, pour
faciliter la dissolution de l'alun. On sépare le liquide
par filtration, et on lave le résidu avec une nouvelle
quantité d'eau qu'on ajoute à la première. On évapore
toute cette eau dans une capsule de porcelaine, et on

4

verse ensuite, sur le résidu sec, une cinquantaine de grammes d'eau ; on filtre une seconde fois, et l'on partage en deux parts le liquide filtré ; si, dans l'une, on verse du chlorure de baryum, il se forme un dépôt blanc, insoluble dans les acides s'il y a de l'alun ; si, dans l'autre partie, on verse de l'ammoniaque, la présence de l'alun sera accusée par la formation d'un dépôt floconneux blanc. Les farines pures et le pain qui en provient ne donnent rien de pareil.

Des boulangers Belges découvrirent, il y a environ 25 ans, que l'addition d'une petite quantité de sulfate de cuivre à certaines farines avariées permet d'en obtenir un pain d'aussi belle apparence qu'avec les meilleures farines. On prétend même que, par cet emploi du sulfate de cuivre, on peut, tout en ayant de plus beau pain, lui faire retenir 5 à 6 pour 100 d'eau de plus. La proportion de cette substance nécessaire pour produire les effets dont nous venons de parler n'a pas besoin d'être considérable ; car, d'après des essais faits par M. Kuhlmann, de Lille, la proportion la plus avantageuse de sulfate de cuivre est comprise entre $\frac{1}{15000}$ et $\frac{1}{30000}$.

Quels que puissent être les avantages apparents de cette addition, nous ne saurions trop la réprouver, attendu que, *même employé à cette faible dose, le sulfate de cuivre est un POISON* ; aussi en est-il résulté, dans le nord de la France et en Belgique surtout, de nombreux et graves accidents. Ils sont assez rares maintenant, parce que les boulangers honnêtes ont été prévenus du danger que présente un pareil mélange, et que la police exerce sur les autres une active surveillance.

Il existe des *réactifs* extrêmement sensibles à l'aide desquels on peut reconnaître facilement la présence du cuivre dans le pain. Si l'on dépose, sur la mie du pain rassis et coupé aussi net que possible, une goutte d'une solution faible de *ferrocyanure de potassium*, on apercevra presque instantanément une tache d'un rose pâle, d'autant plus visible que le pain sera plus blanc et la proportion de cuivre plus considérable. On reconnaît facilement ainsi la présence d'un dix-millième de sulfate de cuivre dans le pain blanc. Ce procédé ne serait plus applicable au pain bis.

Le procédé le plus sûr consiste à *incinérer* 200 grammes du pain suspect, et à traiter ensuite la cendre par *l'eau régale* (mélange d'acide nitrique et d'acide chlorhydrique) pour dissoudre le cuivre. On expulse ensuite, par évaporation, la majeure partie de l'acide, on ajoute un peu d'eau, et l'on filtre. Pour peu qu'il se trouve une minime quantité de cuivre dans cette liqueur filtrée, l'addition d'une goutte de ferrocyanure de potassium y produira un dépôt rouge, ou au moins produira une coloration rose dans la liqueur.

L'addition d'une petite quantité d'eau de chaux *claire* à ces farines avariées, pendant le pétrissage, produirait à peu près le même effet que l'alun ou le sulfate de cuivre, sans offrir les mêmes inconvénients pour la santé publique. Cependant, c'est encore là un de ces moyens dont il ne faudrait pas abuser.

Dans certaines années calamiteuses comme celles dont 1816 nous a fourni un déplorable exemple, on est dans l'impérieuse nécessité de consommer des farines qui laissent beaucoup à désirer, sous le rapport de la qualité. Edmond *Davy* et Vogel ont reconnu que le *carbonate de magnésie*, employé à la dose de 3 à 4 millièmes, avec un peu de sel, facilite beaucoup la levée de la pâte, dans le cas où une farine de très-mauvaise qualité refuse d'entrer convenablement en fermentation. Il ne serait pas facile de dire si cet emploi longtemps prolongé du carbonate de magnésic dans l'alimentation n'offrirait pas quelques inconvénients ; mais, à coup sûr, ils seraient infiniment moindres qu'avec l'emploi de l'alun dans les mêmes circonstances.

Lorsqu'on est dans la nécessité de faire du pain avec des farines de blés avariés par les pluies, il faut commencer par les sécher soit au four, soit dans des étuves spéciales. C'est là surtout le cas d'éviter l'emploi des levains trop anciens, qui aient plus de vingt-quatre heures, par exemple. Il faut également éviter l'emploi de l'eau trop chaude. Il est important de tenir la pâte plus ferme, de faire les pains plus épais, de les enfour ner beaucoup plus tôt, et dans un four plus chaud. On recommande encore de ne consommer le pain préparé dans de pareilles conditions que deux jours après sa confection.

Les farines de blés germés, mais préalablement séchées, peuvent, avec ces précautions, donner d'assez bon pain, sans mélange préalable d'autres farines.

Il peut encore arriver qu'on se trouve dans l'obligation de consommer des blés moisis, profondément avariés. Suivant la remarque de Hatchett, le moisi pénètre rarement à travers l'écorce du blé, et si l'on verse sur de pareil blé le double de son poids d'eau bouillante et qu'après avoir écumé tous les grains qui surnagent encore au bout de deux ou trois minutes d'agitation, on retire le reste et qu'on le sèche rapidement, on en peut encore faire du pain qui n'a pas de mauvais goût bien prononcé.

Les blés provenant de récoltes infestées de *carie* donneraient aussi un pain doué d'un goût désagréable, s'ils n'étaient soumis, avant la mouture, à un lavage et à un nétoyage énergique.

Chaque année, dans les greniers, pendant les chaleurs, et malgré les soins ordinaires du pelletage, les blés en tas s'échauffent souvent; les *charançons* s'y multiplient à l'état de larves et d'insectes parfaits, dévorent la partie farineuse du périsperme des grains, et laissent, dans la cavité qu'ils abandonnent, leurs déjections et une humidité qui bientôt occasionne d'autres altérations, moisissure, fermentation acide ou putride, etc. Les nettoyages, même les plus énergiques, ne peuvent en débarrasser les grains, et il en reste dans les sons et farines qui se trouvent ainsi détériorés. Une fois le mal produit, il est difficile d'y remédier.

Farine de Seigle.

La farine et le pain de seigle forment la base de la nourriture de la population, dans les contrées où l'agriculture est peu avancée, l'aisance moins générale que chez nous, et où le sol est siliceux. Tel est le cas d'une partie de la *Russie*, de la *Prusse*, de l'*Allemagne*, de la *Hollande* et de la *Belgique*. En France, la consommation du seigle ne représente pas la sixième partie de la consommation totale des céréales.

Lorsque la farine de froment contient de la farine de seigle, elle est plus grise; le gluten qu'elle fournit, au lieu d'être blond-jaunâtre, prend une teinte brunâtre; il est sans homogénéité, visqueux et facile à désagréger.

La farine de seigle pur ne fournit pas de gluten extractible par la méthode ordinaire, bien qu'elle contienne une assez forte proportion de substances azotées. Cette farine a une odeur spéciale bien prononcée.

Le pain de seigle a toujours une nuance brune; il est moins levé, plus compact que celui de froment; il se conserve plus longtemps frais, et possède une odeur et une saveur particulières plus prononcées, que l'on retrouve dans le pain de *méteil*, c'est-à-dire dans le pain formé d'un mélange à proportions variables de seigle et de froment.

Dans les pays riches, on n'emploie guère la farine de seigle que pour la confection du pain d'épice et de quelques autres préparations alimentaires exceptionnelles.

Le seigle, plus que toutes les autres céréales de la même famille, est sujet à une maladie particulière connue sous le nom d'*ergot*, espèce d'éperon ou de corne formée par un grain allongé, le plus souvent courbe, débordant de beaucoup la balle qui le contient; sa couleur est violette. Le pain qui contient de la farine de seigle ergoté offre des taches ou des points de couleur violette; sa pâte a même quelquefois une teinte de la même couleur; il a une saveur très-désagréable de pourri qui laisse dans la gorge une âcreté très-persistante, et qui est beaucoup plus prononcée que celle du seigle ergoté en poudre.

Des accidents nombreux et incontestables ont été causés par l'usage du pain contenant de l'ergot, et ces accidents sont surtout fréquents dans les pays pauvres où l'emploi du pain de seigle est la nourriture presque exclusive de la population. Les maladies spéciales auxquelles peut donner naissance cette nourriture malsaine sont connues sous les noms d'*ergotisme convulsif* et d'*ergotisme gangreneux*. (Ces dénominations n'ont guère besoin de commentaires.)

Farine d'orge.

La farine d'orge est ordinairement rude et grossière, en raison de son enveloppe terne, dure et fragile qui est partiellement réduite en poudre sous les meules. On obtiendrait une farine plus douce et plus blanche en soumettant le grain à une espèce de *mondage* préalable. Mais, dans tous les cas, la farine d'orge donnerait un pain mat, peu levé, par suite de l'absence de gluten élastique; la saveur et l'odeur de ce pain sont moins agréables que celles du pain de froment. En France, on fait assez peu de pain d'orge pur; on consomme, dans quelques départements, un pain fait avec un mélange de farine d'orge et de farine de blé (plus particulièrement de blé de mars); et dans ce cas, les deux espèces de grains sont habituellement semées et récoltées ensemble. Malgré l'accroissement de la population, la consommation de ce mélange tend à diminuer chaque jour, à mesure que la culture se perfectionne.

Il est assez rare que les bonnes farines de blé soient falsifiées avec de la farine d'orge; lorsqu'on cherche à séparer le gluten d'un pareil mélange, on obtient un gluten sec, désagrégé, sous la forme de filaments entremêlés, tordus sur eux-mêmes, et de couleur brun rougeâtre sale. Si la proportion de farine d'orge était considérable, il serait à peu près impossible de rassembler le gluten.

Falsification de la farine de froment par la fécule.

Si l'addition de la fécule se faisait peu à peu, et graduellement, le consommateur pourrait s'habituer, sans le savoir, à la saveur particulière que contracte alors le pain; mais si, du jour au lendemain, on ajoutait à la farine 10 à 12 p. 100 de fécule, le pain provenant d'un pareil mélange accuserait, d'une manière très-prononcée, l'odeur de l'huile essentielle contenue dans la fécule de pommes de terre.

Cette falsification, commercialement possible quand le blé est très-cher et la fécule à bon marché, n'est plus praticable depuis 1845, attendu que la fécule est plus chère que la farine de blé.

Au point de vue de l'alimentation, ce mélange porte préjudice au consommateur, parce qu'on remplace une certaine quantité de farine par une autre matière beaucoup moins riche en principes plastiques, et qu'on l'oblige ainsi à une consommation plus considérable pour qu'il y trouve une alimentation suffisante.

D'après M. Boland, une farine qui contient 25 p. 0/0 de fécule, est impropre à la panification par les procédés ordinaires.

La détermination de la proportion de gluten se présente tout d'abord comme un moyen propre à faire reconnaître la fraude; mais si l'on se rappelle que, dans les farines non falsifiées, on trouve quelquefois, dans les proportions de gluten qu'elles peuvent former, des différences de plus d'un cinquième, on est forcé de reconnaître que cette épreuve serait peu concluante.

On est obligé d'avoir recours aux agents chimiques dont quelques-uns sont d'une assez grande sensibilité. Par exemple, si l'on broie très-énergiquement la farine suspecte dans un mortier très-dur, par petites quantités à la fois, pendant cinq à dix minutes; si l'on délaie ensuite dans l'eau cette farine triturée, puis qu'on sépare le liquide après quelques minutes de contact, ce liquide bleuira par l'addition de quelques gouttes d'eau iodée, si la farine contient de la fécule, tandis qu'elle ne bleuira pas si l'on opère sur de la farine pure de froment.

M. Donny a proposé un autre moyen très-simple,

qui peut donner des résultats d'une certaine précision, avec un peu d'habitude. Si l'on dépose sur une lame de verre une petite quantité de la farine à essayer, qu'on l'humecte avec de l'eau contenant en dissolution 2 p. 100 de potasse caustique, et qu'on examine ensuite le mélange avec une loupe grossissant vingt ou vingt-cinq fois les objets, on verra que les granules d'amidon de froment ne changeront presque pas, tandis que ceux de fécule se gonfleront beaucoup, puis s'étaleront en plaques minces transparentes. Le phénomène deviendra bien plus apparent encore, si l'on ajoute une petite goutte d'eau iodée et qu'on sèche avec précaution.

Si c'est dans le pain qu'on recherche la fécule, on prendra un peu de mie qu'on écrasera sur la lame de verre, dans deux ou trois gouttes de la solution de potasse; on ajoutera ensuite une goutte d'eau iodée; si le pain contient de la fécule, on en apercevra les granules distendus et colorés en bleu.

Falsification de la farine de froment par celles des légumineuses.

La plupart des graines de cette famille de plantes (pois, lentilles, haricots) sont habituellement à un prix trop élevé pour que leur farine puisse servir avec profit à falsifier la farine de froment; il n'y a guère que la farine de féverolles et celle de vesce qui fassent exception.

Lorsqu'on frotte vivement entre ses mains, ou, mieux encore, lorsqu'on délaie dans un peu d'eau bouillante une pincée de farine falsifiée par ces substances, on reconnaît bientôt une odeur particulière qui appartient, à un plus ou moins haut degré, à toutes les légumineuses.

L'addition de ces farines étrangères rend très-difficile l'extraction du gluten, à tel point que 5 p. 100 de farine de haricots ne permettent plus d'en rassembler que les deux tiers, et que l'addition de 33 p. 100 de la même farine s'oppose complètement à ce qu'on puisse le rassembler ; il est entraîné avec l'amidon.

Le pain préparé avec des farines ainsi mélangées, commence à contracter un goût particulier dès que la proportion de farine étrangère dépasse 5 p. 100. La pâte lève plus difficilement et produit un pain plus mat et plus lourd. Si l'addition se fait en farine de fèves de bonne qualité, et qu'elle ne dépasse pas 15 à 20 p. 100 dans la bonne farine de ménage, la valeur nutritive de celle-ci se trouve augmentée d'une manière sensible, sans que l'aspect et la saveur du pain en soient trop défavorablement modifiés; toutefois, un pareil mélange, qui peut se faire dans les ménages, ne saurait être admis d'une manière commerciale.

D'après Louyet, les farines de légumineuses laissent, après leur combustion, une proportion de cendres beaucoup plus considérable que celle du froment ; cette dernière, lorsqu'elle est pure, ne donne pas plus de 8 à 9 millièmes de cendres, tandis qu'elle en donne le double, si elle contient seulement 10 p. 100 de farine de fèverolles.

Si l'on mélange 16 grammes de farine suspecte avec un poids égal de grès en poudre, et qu'on triture le mélange pendant cinq minutes dans un mortier de porcelaine, qu'on ajoute peu à peu 65 grammes d'eau et qu'on filtre la liqueur après une ou deux heures de macération à la température de 25 ou 30 degrés, le liquide filtré sera constamment louche, si la farine essayée est mélangée de farine de légumineuses ; par l'addition de quelques gouttes de vinaigre, le louche devient bien plus prononcé. La farine de blé de bonne qualité ne donne rien de semblable. On peut reconnaître ainsi l'existence de la farine de légumineuses lorsqu'elle atteint seulement 5 à 6 p. 100.

Ce moyen d'essai, facile à pratiquer, ne donne des résultats certains que dans le cas où la fraude serait pratiquée sur de la farine de froment de bonne qualité; mais si l'on avait affaire à des farines de blé légèrement germé, à des farines contenant en mélange de la farine d'orge, de maïs ou de sarrasin, on obtiendrait des résultats analogues, lors même qu'il n'y aurait pas eu addition de farine de légumineuses.

M. Donny a proposé un moyen plus délicat et assez rapide, pour constater le genre de fraude qui nous occupe : on mouille avec un peu d'eau ou de salive les bords d'une petite capsule de porcelaine de 6 à 8 centimètres de diamètre, et l'on enduit la partie humide de un ou deux grammes de la farine que l'on veut essayer, en évitant que celle-ci tombe au fond. Dans la partie vide, on verse un peu d'acide nitrique, en ayant soin d'éviter le contact de la farine ; après avoir recouvert la capsule d'un morceau de verre à vitre, on chauffe légèrement celle-ci ; sous l'influence des vapeurs d'acide nitrique, la farine prend une teinte jaune, plus foncée vers le fond, plus pâle vers la partie supérieure ; on s'arrête alors avant que la partie supérieure ait sensiblement jauni, et en ôtant la plaque de verre, on facilite la sortie des vapeurs acides hors de la capsule. On remplace l'acide par quelques gouttes d'ammoniaque et l'on abandonne le tout à l'air ; si l'échantillon soumis à l'épreuve contenait de la farine de légumineuse, même dans la faible proportion de trois à quatre pour cent, on voit se développer une belle couleur rouge dans la zône moyenne où l'action de la vapeur acide n'a été ni trop forte ni trop faible.

Dans les années de cherté des céréales, les habitants pauvres ou peu aisés des campages font quelquefois entrer dans leur pain, par mesure d'économie, la farine de diverses graines peu usitées en temps ordinaire, non-seulement pour la panification, mais même pour la nourriture de l'homme ; tel est le cas de la farine de vesce et de *jarosse*. (1)

Des faits nombreux et bien constatés ont démontré que, *lorsque la proportion de farine de jarosse dépasse 8 p. 100 de la farine des céréales, elle devient dangereuse.* L'un des plus fâcheux effets qu'elle produise sur ceux qui en font habituellement usage, consiste dans une paralysie plus ou moins complète des membres inférieurs.

En résumé, le seul mélange de ce genre qui puisse être pratiqué, dans les circonstances actuelles de culture et de production, avec économie et sécurité, est celui de la farine de fèves ou de la farine de fèverolles, pourvu que la proportion ne dépasse pas 15 à 20 p. 100, puisqu'au delà de cette limite la panification deviendrait extrêmement difficile.

On falsifie encore quelquefois la farine de froment avec les farines de *riz* et de *maïs*. Pour reconnaître l'existence de ce mélange, on opère comme pour l'extraction du gluten, en malaxant, au dessus d'un tamis, sous un filet d'eau, la pâte faite avec de la farine sus-

---

(1) La jarosse est désignée sous une foule de noms dont voici les principaux : *gesse-chiche, jarousse, petite gesse, gessette, jaral, pois jarat, pois-carré, pois-cornu.*

pecte; l'eau entraîne à travers le tamis l'amidon qu'elle laisse bientôt déposer. Si l'on examine à la loupe cet amidon, l'on verra paraître des grains anguleux, d'aspect corné, demi-translucides, s'il y a de la farine de riz ou de maïs.

Lorsque la farine de froment contient en mélange de la farine de *sarrasin*, elle est moins veloutée, moins douce au toucher, moins adhérente aux doigts; on y aperçoit, çà et là, des particules noirâtres qui ne sont autre chose que des débris du périsperme du sarrasin.

Lorsqu'on tamise un pareil mélange, il passe plus facilement à travers le tamis que la farine de pur froment, parce qu'il se pelotonne moins que cette dernière. Examiné à la loupe, après la séparation du gluten, le mélange laisse apercevoir, dans l'amidon, des grains anguleux analogues à ceux qui proviennent de la mouture du maïs. Le gluten, après avoir été desséché, a une couleur noire assez foncée. Le pain qui provient d'une pareille farine a une teinte d'autant plus brune, et il est d'autant plus mat, que la proportion de farine de sarrasin est plus considérable.

Enfin, on a quelquefois introduit dans les farines des *matières terreuses blanches* (*craie, albâtre, plâtre, terre de pipe*). Ces mélanges, très-rarement pratiqués, ont faciles à reconnaître; s'il s'en trouve seulement trois ou quatre pour cent, on aperçoit dans le pain des points blancs irrégulièrement disséminés, qui résultent de l'agglomération de petites quantités de ces substances. Par l'incinération de la farine suspecte, il sera facile de reconnaître une simple addition de moins d'un pour cent de ces matières, parce qu'elles se retrouvent tout entières dans les cendres.

Pommes de terre. — Fécules diverses. — Graines légumineuses employées à la nourriture de l'homme.

Pomme de terre. — Avant qu'une terrible maladie vînt remettre en question la possibilité de continuer d'une manière avantageuse la culture de ce précieux tubercule, la pomme de terre jouait un rôle considérable dans l'alimentation des pays pauvres, et l'extension de sa culture, généralement très-productive, offrait, disait-on, la plus sûre garantie que l'on pût avoir contre le danger des disettes.

Il existe un grand nombre de variétés de pommes de terre, possédant chacune des avantages spéciaux ; il ne saurait entrer dans mon plan de les décrire ici, car ce serait plutôt une question de culture proprement dite.

La composition de la variété dite patraque jaune, qui diffère peu de celle de la plupart des autres variétés comestibles, pourra nous donner une idée de la valeur de la pomme de terre comme substance alimentaire. Elle contient, sur cent parties en poids :

Eau. 74,0
Fécule. 20,0
Substances azotées. 1,6
Matières grasses et huile essentielle. . 0,1
Matière sucrée. 1,1
Cellulose 1,8
Matières salines diverses 1,4

Trop pauvre en substances azotées et en matières

grasses pour pouvoir constituer, à elle seule, un aliment suffisamment réparateur, la pomme de terre peut être avantageusement employée comme complément de la viande et des aliments analogues trop pauvres en principes combustibles sous l'influence de la respiration.

En soumettant à l'analyse les différentes parties de la pomme de terre, on remarque, surtout dans les grosses variétés, que la partie la plus farineuse et la plus nutritive se trouve sous l'épiderme, jusqu'à une profondeur de quelques millimètres; à mesure qu'on approche de la partie centrale, la pomme de terre devient plus aqueuse, plus pauvre en matière azotée. Il est donc avantageux, pendant l'épluchage, d'enlever la pellicule externe aussi mince que possible.

Outre la maladie qui sévit si énergiquement sur les récoltes de pommes de terre depuis une dixaine d'années, ces tubercules sont encore sujets à d'autres altérations connues depuis longtemps, et qu'il est possible de prévenir ou d'éviter. Par exemple, lorsqu'on les laisse exposés à la lumière pendant quelques jours, toutes les parties éclairées se colorent en vert, et la coloration pénètre à une certaine profondeur ; les pommes de terre ont acquis alors une saveur âcre et désagréable. Si l'on enferme pendant un temps suffisant, dans un lieu obscur, ces tubercules verdis, ils reprendront leur couleur habituelle, et avec la coloration verte disparaîtra aussi la saveur âcre et désagréable. On évite, par le buttage, ces altérations dans les récoltes sur pied.

L'autre genre d'altération consiste dans le développement de *germes* plus ou moins longs que l'on observe particulièrement vers la fin de l'hiver et au printemps. On parvient à ralentir cette sorte d'altération en étalant les tubercules en couches peu épaisses, dans un lieu frais et sec, et prenant soin de casser les germes au fur et à mesure qu'ils se développent. Les pommes de terre qui ont éprouvé ce genre d'altération sont devenues moins fermes; elles prennent, par la cuisson, une consistance plus pâteuse, et ont une saveur plus sucrée, ce qui provient d'une altération partielle de la fécule, sous l'influence de cette germination. Une partie très-notable de la matière azotée a disparu des tubercules et se retrouve sous une autre forme dans les germes, avec cette différence, toutefois, qu'au lieu de constituer une substance nutritive, elle constitue un véritable poison connu sous le nom de *solanine*.

Fécules diverses. — On extrait de différentes graines, tubercules, racines, tiges souterraines ou aériennes, etc., des substances de même nature que l'amidon ou que la fécule des pommes de terre, et on leur a donné, dans le commerce, différents noms, suivant leur origine, suivant les manipulations dont elles ont été l'objet.

Ainsi l'*Arow-root* est une fécule extraite des tiges souterraines du maranta-arundinacea, des racines de batate ou d'igname;

Le *Tapioca* n'est autre chose que la fécule précédente à laquelle on a fait subir quelques manipulations particulières pendant la dessiccation;

Le *Sagou* se prépare avec la fécule extraite de la moëlle du cycas circinalis, végétal qui ressemble aux palmiers;

Le *Salep* s'extrait des petits tubercules de certaines espèces d'orchis de l'Asie Mineure ou de la Perse.

Il arrive bien souvent, dans le commerce, que l'on mélange ou même qu'on substitue complètement à ces diverses substances de la fécule de pommes de terre, convenablement préparée, de manière à lui donner l'apparence de celle de ces fécules que l'on veut frauder. Il en résulte, pour les imitateurs, soit de très-grands bénéfices, soit la possibilité de livrer leur marchandise au-dessous du cours réel des produits authentiques.

Maïs. — Le maïs, connu aussi sous le nom de *Blé de Turquie,* entre pour une forte proportion dans l'alimentation des populations du midi de la France et de quelques autres contrées méridionales de l'Europe. La farine de maïs a une couleur jaunâtre et une odeur spéciale, due en grande partie à la forte proportion de matière grasse huileuse qu'elle contient. Lorsque cette farine est préparée depuis longtemps, elle acquiert une saveur désagréable ayant quelque chose de rance. Cette altération spontanée est due à l'action de l'oxygène de l'air sur la matière grasse.

C'est dans le germe de la graine, surtout, que cette huile se trouve concentrée, puisqu'il en contient jusqu'à 63 p. 100 lorsqu'il est sec. Broyé sous la meule, ce germe oléifère imprègne de sa substance huileuse le reste de la farine. Il en résulte que, pour éviter les conséquences de l'action de l'air sur cette farine imprégnée d'huile, on est obligé de restreindre la mouture aux quantités que l'on peut consommer ou vendre dans l'espace de quelques semaines.

M. *Betz,* meunier ingénieux des environs de Nemours, est parvenu à séparer ces germes au moyen de modifications très-simples apportées aux procédés ordinaires de mouture et de blutage. Desséchée par une ventilation convenable, la farine ainsi préparée peut se conserver longtemps sans contracter le moindre goût d'acreté ou de rancidité.

Sarrasin.— Le sarrasin ou blé noir, encore employé à la nourriture de l'homme dans certaines parties de la France, et notamment dans plusieurs départements de la Bretagne et de la Normandie, n'est guère propre à la panification, parce qu'il ne donne qu'un pain compact et bis-brun. Il est plus ordinairement consommé sous la forme de bouillies, galettes, etc.

L'amande de la graine de sarrasin est recouverte d'une enveloppe extérieure brune qui représente, en moyenne, 19,5 p. 100 du poids total de la graine. Lorsqu'on veut moudre cette graine à la manière du blé, une partie de cette enveloppe, divisée par la mouture, passe au travers des blutoirs, et donne à la farine une teinte grise mouchetée. On rend cette farine plus belle et plus agréable au goût en concassant d'abord le grain entre des meules un peu écartées, séparant ensuite, par une sorte de vannage, ces enveloppes brunes extérieures, puis opérant la mouture définitive du gruau blanc entre des meules plus serrées. Le blutage sépare encore des pellicules grises qui constituent la seconde enveloppe de l'amande. Quoique assez riche en matière azotée, la farine de sarrasin ne contient pas de gluten élastique, et c'est là ce qui en rend la panification difficile.

Les graines légumineuses ordinairement employées pour la nourriture de l'homme (pois, haricots, lentilles, fèves) constituent un aliment beaucoup plus riche en matière azotée que le pain ordinaire, et par conséquent plus nutritif; la composition de ces diverses graines permettra de comparer facilement leur valeur alimentaire avec celle des différentes substances que nous avons déjà passées en revue.

Pois.—Les pois sont consommés soit en vert, avant

leur complet développement, soit après leur complète maturité. Ils ont, à l'état vert, un goût plus agréable, et l'analyse chimique a montré que, lorsqu'ils ont acquis à peu près tout leur développement, ils possèdent aussi à l'état vert, au même état de siccité, un pouvoir nutritif notablement supérieur à celui des pois de même espèce complètement mûrs, comme il est aisé de le reconnaître par les résultats de l'analyse chimique.

	Pois mûrs ordinaires secs.	Pois desséchés verts, puis décortiqués et desséchés.
Amidon, dextrine et mat. sucrée. . . .	58,7	58,5
Substances azotées. .	23,8	25,4
Matières grasses. . .	2,1	2,0
Cellulose.	3,5	1,9
Matières minérales. .	2,1	2,5
Eau.	9,8	9,7
	100	100

On doit à MM. Chollet et Masson un procédé fort simple de conservation des pois verts, qui permet de faire cette opération sur une très-grande échelle, de manière à les faire servir pendant toute l'année à la consommation des ménages et des équipages des navires.

Ce procédé, applicable également, et appliqué avec succès, à la conservation des haricots et des fèves, consiste à dessécher ces graines lorsqu'elles ont acquis à peu près tout leur développement. On les débarrasse ensuite de leur enveloppe; elles se trouvent alors divisées en deux parties (cotylédons) qui, après une dessiccation convenable, sont susceptibles d'une conservation indéfinie.

Les pois desséchés encore verts et décortiqués, puis concassés entre des meules écartées, cuisent mieux que les pois mûrs, et acquièrent, par la cuisson, une odeur et une saveur moins fortes, plus agréables. Lorsqu'on veut consommer les pois desséchés verts, on commence par les laisser tremper pendant six ou huit heures dans l'eau froide ou tiède, puis on les fait cuire par les procédés ordinaires.

Fèves. — Par l'application du procédé de conservation dont nous venons de parler à l'occasion des pois, MM. Chollet et Masson obtiennent des fèves décortiquées et desséchées plus nutritives, plus agréables à manger que les fèves mûres.

Lorsqu'on veut les consommer, on commence également par les laisser tremper pendant six ou huit heures dans l'eau froide ou tiède, puis on les fait cuire ensuite comme à l'ordinaire.

La comparaison de la composition des fèves mûres ordinaires et des fèves vertes décortiquées et desséchées rendra facilement compte de la supériorité de ces dernières comme aliment.

	Fèves mûres ordinaires.	Fèves vertes décortiquées et desséchées.	Fèverolles.
Amidon, dextrine et matière gommeuse ou sucrée.	51,5	55,8	48,3
Substances azotées. .	24,4	29,1	30,8
Cellulose.	3,0	1,1	3,0
Matières grasses. . .	1,5	2,0	3,5
Matières minérales. .	3,6	3,6	—
Eau..	16,0	8,4	12,5

Le tableau qui précède montre aussi que les *fève-*

rolles sont encore plus riches en matières azotées et partant plus nutritives que les fèves. Ce serait la matière alimentaire végétale la plus avantageuse, sous le double point de vue de la valeur nutritive et du bon marché.

Nous devons ajouter, toutefois, que les fèves et les fèverolles ont un arôme particulier moins agréable que celui de.la plupart des autres graines légumineuses.

Haricots. — Appliqué aux haricots, le procédé de conservation par dessication a donné les mêmes bons résultats que pour les pois et les fèves, sous le double rapport de la qualité marchande et de la valeur nutritive, et il est à peine besoin d'ajouter qu'au moment de la cuisson, le trempage pendant cinq à six heures, en permettant aux graines de reprendre peu à peu l'humidité que leur avait fait perdre la dessication, les amène à un état plus favorable à la bonne cuisson.

Voici la composition comparative des haricots flageollets, frais écallant, desséchés et des haricots mûrs et secs :

	Haricots mûrs.	Haricots frais écallant desséchés.
Amidon, dextrine et matière sucrée.	55, 7	60
Substances azotées . . .	25, 5	27
Matières grasses. . . .	2, 8	2, 6
Cellulose	2, 9	2
Substances minérales . .	3, 2	3, 3
Eau.	9, 9	5, 1
	100	100

Lentilles. — Leur composition diffère peu de celle des autres graines légumineuses dont il vient d'être question, et cette presque identité de composition nous montre que, comme substances alimentaires, et à part le prix, les lentilles, les haricots, les pois et les fèves peuvent se remplacer, poids pour poids, dans un régime alimentaire où l'on ferait entrer assez fréquemment les légumineuses.

Composition chimique des lentilles, sur cent parties :

Amidon, dextrine et matière sucrée. . . 56,0
Substances azotées 25,2
Matières grasses. 2,6
Cellulose 2,4
Substances minérales 2,3
Eau. 11,5

C'est dans l'enveloppe qui renferme les deux cotylédons de la lentille que se trouve le principe aromatique particulier si agréable qui se développe pendant la cuisson. Il est facile de s'en convaincre en faisant cuire comparativement des lentilles entières et des lentilles décortiquées. La saveur aromatique des lentilles a presque entièrement disparu dans ces dernières.

Principes théoriques de l'établissement de la RATION ALIMENTAIRE *de l'homme.*

Dans toute ration alimentaire jugée suffisante pour maintenir l'homme dans son état normal de force et de santé, se trouvent toujours :

1º Des substances *azotées*, telles que fibrine, albumine, caséine végétales ou animales, etc.

2º Des matières *amylacées*, *féculentes* ou *sucrées*, comme nous en avons trouvé dans les céréales, comme en trouve dans les châtaignes, dans la pomme de terre.

3° Des substances *grasses*, et des principes *aromatiques* qui se trouvent disséminés en plus ou moins grande abondance dans toutes les matières alimentaires connues.

4° Enfin de l'*eau* et des matières *salines*, particulièrement de celles qui font partie de nos propres tissus.

— Les substances azotées de nos aliments sont destinées à subvenir au renouvellement du sang, au développement et au renouvellement des tissus de notre organisme ; elles sont encore destinées à concourir à la production de ces résidus qui sont expulsés chaque jour sous la forme de déjections solides et liquides , sous la forme de sueur, etc., et qui paraissent être une conséquence nécessaire de notre organisation.

— Les substances féculentes ou amylacées sont destinées à réparer les pertes continuelles et incessantes que nous fait éprouver la respiration ; leur combustion graduelle et continue, dans les organes de la respiration, sert à produire l'énorme quantité de chaleur nécessaire au maintien de notre existence.

De même que les matières féculentes ou amylacées ; les matières sucrées sont des aliments de respiration, mais elles sont beaucoup plus facilement combustibles et n'ont pas besoin d'éprouver, comme les premières, une transformation préalable qui les rende solubles et aptes à entrer dans la circulation. La solubilité immédiate des matières sucrées rend compte du rôle qu'elles peuvent jouer dans l'alimentation des malades qui ne boivent que des tisanes , et qui peuvent néanmoins vivre assez longtemps sans prendre d'aliments solides.

La présence des matières sucrées dans les aliments des jeunes animaux, la facile transformation en sucre de plusieurs substances qui nous servent habituellement de nourriture, la *présence constante du sucre, dans le foie*, sa *production* même dans cet organe aux dépens d'autres substances, sont autant d'indices de l'utilité, nous pourrions même dire de la nécessité de son intervention dans la nutrition.

—Les matières grasses de nos aliments jouent aussi le rôle d'aliments respiratoires ; seulement leur constitution est plus compliquée.

Les matières grasses peuvent, en brûlant, fournir plus de chaleur que toutes les autres, et c'est dans cette circonstance qu'il faut chercher l'origine du fréquent usage des matières grasses dans le régime alimentaire des pays septentrionaux (1).

Nous retrouvons constamment, dans les déjections solides de l'homme et des animaux, une quantité notable de ces matières grasses, et nous devons penser que, loin d'y constituer un inutile résidu, elles ont à jouer là le rôle de corps lubréfiants contre les parois de l'intestin, pour prévenir des froissements douloureux qui pourraient, en se répétant souvent, occasionner des accidents plus ou moins graves.

La présence constante des matières grasses dans toutes les substances reconnues comme propres à l'a-

(1) Les matières grasses doivent sans doute à leur grande richesse en hydrogène cette propriété de fournir plus de chaleur que les autres en brûlant au contact de l'oxigène. On pourra se rendre compte de ce résultat lorsqu'on saura que la chaleur produite par la combustion d'un gramme d'hydrogène suffirait pour fondre 437 grammes de glace, tandis que la chaleur produite par la combustion d'un gramme de charbon n'en fondrait que 103 grammes. La chaleur produite par la combustion d'un gramme de suif en fondrait 106 grammes ; celle qui proviendrait de la combustion d'un gramme d'huile d'olive en fondrait 127 grammes.

limentation suffirait, à elle seule, pour nous convaincre de l'importance du rôle qu'elles doivent jouer dans les phénomènes qui entretiennent ou accompagnent la vie.

Quoiqu'il soit possible, qu'il soit même probable que la graisse puisse se former dans l'organisme animal, aux dépens d'autres substances, il est impossible de ne pas reconnaître que telle ne doit pas être l'origine principale de la graisse qui se trouve dans les diverses parties du corps de l'homme ou des animaux. L'engraissement rapide produit sous l'influence d'un régime alimentaire dans lequel on fait entrer les tourteaux de graines oléagineuses riches en matières grasses prouve qu'une grande partie de celles-ci doit être assimilée directement. L'engraissement plus rapide encore, lorsqu'aux tourteaux l'on substitue les graines elles-mêmes, celles de lin, par exemple, vient encore fournir de nouveaux faits à l'appui de cette opinion. Nous en dirons autant de l'engraissement si rapide des oiseaux de basse-cour que l'on nourrit avec des boulettes de gruau d'avoine, ou, mieux encore, de maïs assaisonné de beurre.

—Enfin, nous avons assez insisté précédemment sur l'importance du rôle que paraissent jouer les matières salines dans l'alimentation et dans l'assimilation, pour n'être pas obligé d'y revenir en ce moment. Si nous exceptons le sel marin, les autres matières salines paraissent suffisamment abondantes dans la plupart des rations alimentaires mixtes adoptées par l'expérience, en y comprenant la boisson.

Nous connaissons les produits de la respiration de l'homme ; nous pouvons comparer la nature et les proportions des substances alimentaires qu'il consomme pour sa nourriture, avec la nature et les proportions de

5

matières diverses qu'il rejette sous différentes formes (sécrétions, déjections, etc.) ; cette double connaissance va nous permettre d'établir, avec une certaine précision, la nature et les proportions de matière alimentaire utilement employée pour la nutrition.

On a été conduit à admettre que, *pour l'homme sédentaire adulte, la ration alimentaire doit contenir environ 21 grammes d'azote et 450 grammes de carbone pour 100 kilogrammes de poids des individus, et qu'elle est, en outre, sensiblement proportionnelle à leur poids.* En sorte qu'un individu du poids moyen de 63 kilogrammes exigerait une ration contenant :

13 grammes d'azote
et 283 grammes de carbone.

On a reconnu aussi que la croissance, chez les enfants, le travail et les exercices plus ou moins fatiguants, chez les adultes, peuvent augmenter d'une manière assez notable cette consommation. Il est nécessaire, quelquefois, dans ce dernier cas, de porter au double la ration d'azote, d'après M. de Gasparin, tandis qu'il suffit d'augmenter d'un sixième la ration de carbone. En prenant donc cette limite extrême, nous avons :

	Pour la ration d'entretien.	Pour la ration supplémentaire de travail.	Pour la ration totale.
Azote	13	13	26
Carbone	283	47	330

en nous rappelant, toutefois, que les nombres de la dernière colonne peuvent être considérés comme une limite extrême qu'il est inutile de dépasser.

Ainsi, un homme qui travaille sera soumis à un régime alimentaire convenablement réparateur, si sa ration journalière contient 26 grammes d'azote et 330 grammes de carbone.

Pour faciliter les combinaisons d'aliments divers susceptibles de satisfaire à cette double condition, nous allons indiquer, dans un tableau d'ensemble, les principaux éléments de la constitution des substances alimentaires usuelles :

Les nombres ci-dessous indiqués se rapportent à 100 parties de matière en poids.

NOMS DES SUBSTANCES.	AZOTE.	CARBONE.	MATIÈRES GRASSES.	EAU.
	(1)			
Viande (sans os)	3, 5	11	5	78, 5
Œufs (blanc et jaune réunis)	1, 90	12, 5	7	80
Lait de vache	0, 66	7	3, 7	86, 5
Lait de chèvre	0, 69	7, 6	4, 1	83, 6
Fromage de Brie	2, 25	24, 6	5, 6	58
Fromage de Gruyère	5	36	24	40
Fèves	4, 5	40	2, 1	15
Haricots	3, 88	41	2, 8	12
Lentilles . . . , ...	3, 75	40	2, 65	12
Pois (ordinaires)	3, 50	41	2, 10	10
Maïs	1, 70	44	8, 80	12
Sarrasin	1, 95	40	2	12
Riz . . . . : . . .	1, 08	43	0, 80	13
Gruau d'avoine	1, 95	41	6, 10	13
Couscouss	3	40	2	12
Pain blanc de Paris	1, 08	29, 5	1, 20	36
Nouveau pain de munition .	1, 20	30	1, 5	35
Pain de farine de blé dur. .	2, 20	31	1, 7	37
Châtaignes ordinaires . . :	0, 64	35	4, 10	26
id. sèches	1, 04	48	6	10
Pommes de terre	0, 24	10	0, 10	74
Carottes	0, 31	5, 5	0, 15	88
Figues fraîches.	0, 41	15, 5	»	66
id. sèches	0, 92	34	»	25
Pruneaux.	0, 73	28	»	26
Lard	1, 18	64, 1	71	20
Beurre ordinaire frais . . .	0, 64	67	82	14
Huile d'olive	trace.	77	86	2
Bierre forte	0, 08	4, 5	»	90
Vin ordinaire	0, 015	4	»	90

(1) En multipliant par 6, 5 le nombre qui représente la proportion d'azote pour 100, on obtiendra le nombre qui représenterait la proportion de matière azotée supposée sèche.

Il n'existe guère de substances alimentaires dans lesquelles on trouve l'azote et le carbone précisément dans le rapport de 26 du premier pour 330 du second ; presque toujours, il y a excès de l'un ou de l'autre, et, le plus souvent, c'est le carbone qui domine. En d'autres termes, pour trouver, dans une substance alimentaire, une quantité suffisante de principes réparateurs azotés, on est souvent obligé d'en prendre une quantité trop grande, en ce sens qu'une partie des matières carbonées ne trouvent pas d'emploi dans l'assimilation, et doivent être expulsées sans avoir concouru d'une manière utile à la nutrition.

C'est ainsi que, pour trouver les 26 grammes d'azote nécessaires à l'homme adulte qui travaille, on est obligé de prendre 2 363 grammes de pain, tandis qu'il suffirait d'en prendre 1 100 grammes pour y trouver les 330 grammes de carbone jugés nécessaires pour le jeu régulier de nos fonctions. C'est donc une consommation de 1 263 grammes, c'est-à-dire plus de la moitié, dont les éléments azotés seuls sont utilisés, tandis que le reste est consommé en pure perte. Pour trouver cette même quantité de matières azotées réparatrices, il faudrait consommer 2 408 grammes de riz sec, dont 767 grammes seulement suffiraient pour fournir les 330 grammes de carbone; mais si nous nous rappelons que le riz doit se consommer cuit, et qu'il retient alors environ deux fois son poids d'eau, la consommation de riz cuit représenterait donc le poids énorme de 7 224 grammes d'aliments, auquel il faudrait encore ajouter la boisson.

Nous arriverions à un chiffre encore plus considérable si nous considérions les châtaignes, les carottes, les pommes de terre ou les navets.

Ainsi, pour trouver nos 26 grammes d'azote, il faudrait

8 387 grammes de carottes;

10 833 grammes de pommes de terre,

et environ 20 000 grammes de navets.

Il est inutile d'insister sur la fatigue éprouvée par l'estomac humain que l'on voudrait soumettre à un pareil régime.

Voyons maintenant si l'emploi exclusif des aliments très-azotés remplirait mieux les conditions indispensables d'une alimentation suffisamment réparatrice, sous le double point de vue de l'azote et du carbone; pour trouver les 26 grammes d'azote, il faudrait consommer

743 grammes de viande fraîche conten. :	95	grammes de carbone.		
520 —	de fromage de gruyère .	187	—	—
578 —	de fèves.	231	—	—
670 —	de haricots.	274	—	—
693 —	de lentilles.	277	—	—
743 —	de pois	305	—	—
867 —	de couscouss.	347	—	—

Il est facile de voir, à l'inspection de ces nombres, que si l'on excepte le couscouss des Arabes, qui paraît susceptible de satisfaire seul, sans aucun mélange, aux conditions d'une bonne alimentation, toutes les autres substances pèchent par défaut de carbone, ou bien si l'on en fait entrer, dans la ration, une quantité suffisante pour qu'elle renferme les 330 grammes de carbone nécessaire à la consommation journalière, cette ration contiendra un grand excès de matières azotées non moins fatiguant pour nos organes digestifs qu'un trop grand excès de matières carbonées.

Dans l'un comme dans l'autre cas, il y a dépense inutile de matière et d'argent, fatigue inutile des organes digestifs.

Voici quelques exemples de combinaisons d'aliments

constituant des rations dans lesquelles il n'y a pas
d'excès sensible de carbone ni de matière azotée:

		Azote.	Carbone.
Pain	1 000 gr.	11	295
Viande fraîche (1). . .	429	15	47
		26	342
Riz (sec).	325	3,5	142
Fèves.	500	22,5	200
		26	342
Haricots	575	22,3	235
Pain	336	3,7	101
		26	336
Viande.	560	19,6	62
Pommes de terre . . .	2 667	6,4	267
		26	329
Viande.	525	18,4	58
Pommes de terre . . .	2 100	5,1	210
Pain	227	2,5	68
		26	336
Pain	647	7,10	196
Fromage de gruyère. .	378	18,90	136
		26	330
Pain	650	7,1	195
Viande	250	8,75	28
Lentilles.	270	10,15	107
		26	330

(1) La viande fraîche, sans os, représente à peu près la moitié
de son poids de viande cuite.

Pain	736	8,1	220
Viande	425	14,9	47
Fromage de Brie . . .	67	1,5	16
Pruneaux	210	1,5	58
		26	341

Ces exemples, qu'il serait facile de multiplier beaucoup, suffisent pour montrer comment, à l'aide du tableau qui précède, il est toujours possible de calculer une ration alimentaire journalière aussi variée que l'on voudra, de telle manière qu'elle renferme, sans excès notable, les 26 grammes d'azote et les 330 grammes de carbone nécessaire à l'homme adulte de taille moyenne qui se livre à un travail corporel assidu. Il serait facile également, à l'aide de ce même tableau, de calculer la composition d'un régime quelconque destiné à l'homme de cabinet ou à l'homme qui se livre à un exercice très-modéré ; la ration journalière devrait contenir alors de 16 à 20 d'azote et de 290 à 310 grammes de carbone. Nous nous bornerons à en citer deux exemples, l'un formé exclusivement d'aliments maigres, l'autre mixte.

1ᵉʳ EXEMPLE. — RÉGIME MIXTE :

		Azote.	Carbone.
Pain.	700 gr.	7,7	210
Viande.	200	7,0	23
Pois.	100	3,5	40
Figues sèches. . . .	50	0,45	17
		18,65	290

2ᵉ EXEMPLE. — ALIMENTS MAIGRES.

Pain	700 gr.	7,7	216
Lait	600	4,0	42
Riz.	50	0,5	21
Pruneaux.	60	0,5	17
Fromage de Gruyère. . .	50	2,5	18
		15,2	308

Chacun pourrait facilement constater, en mettant en regard de chaque nature d'aliments son prix d'achat, que, dans les années de cherté des subsistances, comme en 1854, et à plus forte raison en 1847, la ration qui se compose de pain seulement est une des plus chères, et que l'homme de labeur ferait un mauvais calcul, en pareille circonstance, pour son estomac et pour sa bourse, en consommant du pain pour toute nourriture.

C'est ainsi qu'il dépenserait ici, actuellement, 1 fr. 16 c. pour les 2 368 gr. de pain, tandis qu'il ne dépenserait que 1 fr. 10 c. pour 1 kilog. de pain et 429 gr. de viande qui constitueraient cependant une meilleure ration ; qu'il ne dépenserait que 1 fr. 02 c. pour 650 gr. de pain, 250 gr. de viande et 270 gr. de lentilles, constituant également une ration suffisante, plus agréable et meilleure que l'énorme ration de pain de 2 363 gr., etc.

Dans tous les exemples qui précèdent nous n'avons pas tenu compte de la boisson (vin, bière, cidre) ; il serait facile de la faire entrer dans les évaluations de ce genre, à raison d'environ 40 grammes de carbone par litre ; quant à la proportion d'azote contenue dans les

boissons habituelles, elle est si faible qu'il n'est pas nécessaire d'en tenir compte.

Nous devons ajouter, cependant, qu'il est depuis
longtemps reconnu que les individus qui boivent *beaucoup* mangent notablement moins que les autres. Par
conséquent, la boisson tient, jusqu'à un certain point,
lieu de nourriture. La proportion de carbone contenue
dans les boissons habituelles nous explique suffisamment la possibilité d'y trouver en grande partie les éléments respiratoires ; mais leur pauvreté relative en
matières azotées nous montre aussi que les individus
qui mangent peu et boivent beaucoup doivent être peu
propres au travail, et surtout à un travail longtemps
soutenu ; sur ce point encore, la théorie et l'expérience
arrivent aux mêmes conclusions.

C'est par suite de considérations du genre de celles
auxquelles nous venons de nous livrer, que l'on a été
conduit à améliorer d'une manière notable le régime
alimentaire des lycées de l'Etat, dont quelques-uns
offraient aux enfants une nourriture insuffisante.

La science nous offre donc aujourd'hui des moyens
de discuter les principales bases de l'hygiène alimentaire de l'homme, et les résultats de cette discussion
théorique ne s'éloignent pas beaucoup de ceux dont une
longue pratique a constaté la suffisance et l'efficacité.

En étudiant le régime alimentaire des différents pays,
l'on trouverait certainement, dans cette étude, de
curieux rapprochements à faire entre ce régime et la
force moyenne des invidus, leur état de santé habituel,
et la quantité de travail qu'ils sont capables de produire.
On y trouverait, surtout, que cette quantité de travail a
un rapport très-intime avec la richesse des aliments en
matières azotées digestibles, pourvu, toutefois, que ces
matières azotées ne soient pas accompagnées d'une

trop grande quantité d'aliments féculents qui fatigue-
raient inutilement les organes digestifs.

Comme un individu, quel qu'il soit, n'est pas toujours en position de produire la même quantité de travail, et que par conséquent il n'a pas toujours besoin
de la même quantité d'aliments réparateurs, il en résulte la nécessité de modifier en conséquence son régime alimentaire ; sous ce rapport, pour l'homme qui
travaille beaucoup, avec une alimentation à peine suffisante, le jour qu'il consacre au repos équivaut à un
léger accroissement de nourriture.

Les estomacs faibles doivent, non seulement varier,
mais encore choisir, entre les substances d'une valeur
nutritive équivalente, celles qui sont pour eux d'une
plus facile digestion, mais remplissent toujours la double condition plastique et respiratoire. Mais, dans tous
les cas, il est important de ne pas oublier que la
substance qu'il est le plus avantageux de faire revenir
souvent, c'est la viande, et surtout la viande de boucherie.

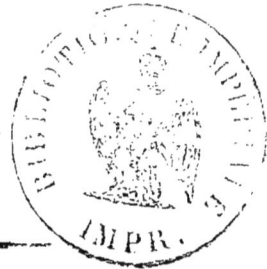

www.ingramcontent.com/pod-product-compliance
Lightning Source LLC
Chambersburg PA
CBHW071503200326
41519CB00019B/5856